Др. Фарида Жасмин П. С.
Др. Раяла Локеш

Фармакология Превосходство

Др. Фарида Жасмин П. С.
Др. Раяла Локеш

Фармакология Превосходство

Вопросы и ответы для вивы и краткие заметки и ответы

ScienciaScripts

Imprint

Any brand names and product names mentioned in this book are subject to trademark, brand or patent protection and are trademarks or registered trademarks of their respective holders. The use of brand names, product names, common names, trade names, product descriptions etc. even without a particular marking in this work is in no way to be construed to mean that such names may be regarded as unrestricted in respect of trademark and brand protection legislation and could thus be used by anyone.

Cover image: www.ingimage.com

This book is a translation from the original published under ISBN 978-620-7-45722-9.

Publisher:
Sciencia Scripts
is a trademark of
Dodo Books Indian Ocean Ltd. and OmniScriptum S.R.L publishing group

120 High Road, East Finchley, London, N2 9ED, United Kingdom
Str. Armeneasca 28/1, office 1, Chisinau MD-2012, Republic of Moldova, Europe
Printed at: see last page
ISBN: 978-620-7-49197-1

Copyright © Др. Фарида Жасмин П. С., Др. Раяла Локеш
Copyright © 2024 Dodo Books Indian Ocean Ltd. and OmniScriptum S.R.L publishing group

Посвящается

Моим родителям

Моим учителям

Моей сестре

БЛАГОДАРНОСТЬ

Я хотела бы выразить искреннюю благодарность моему другу доктору Фариде Жасмин за неоценимое руководство и поддержку на протяжении всего проекта. Я глубоко признателен моим учителям за их опыт в создании книги, который значительно обогатил это начинание. Кроме того, я выражаю свою признательность стоматологическому колледжу Раджараджесвари за их неизменную поддержку и ободрение в трудные времена".

СОДЕРЖАНИЕ

РАЗДЕЛ I 5

РАЗДЕЛ II 24

РАЗДЕЛ III 36

РАЗДЕЛ IV 57

РАЗДЕЛ V 67

РАЗДЕЛ VI 75

РАЗДЕЛ VII 81

РАЗДЕЛ VIII 86

ССЫЛКИ 96

РАЗДЕЛ I

1. Пути введения лекарств

2. Фармкокинетика

3. Фармокодинамика

4. Неблагоприятные реакции

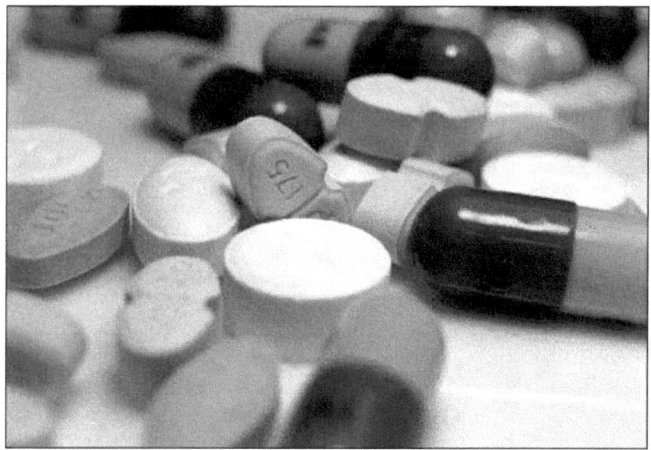

РАЗДЕЛ 1

1. ПУТИ ВВЕДЕНИЯ ЛЕКАРСТВЕННЫХ СРЕДСТВ

ВОПРОСЫ И ОТВЕТЫ

1. Укажите различные пути введения лекарств?

A. Пероральный способ введения препарата

Парентеральный путь введения лекарств – a. внутривенный
                                            b. внутримышечно
                                            c. внутрикожно
                                            d. интратекальный
                                            e. интрапариетальный
                                            f. ректальный путь
                                            g. назальный путь
                                            h. трансдермальный путь

2. Пероральный способ введения препарата?

A. Энтеральный путь - наиболее часто используемый, старый и безопасный путь введения лекарств. Большая площадь поверхности желудочно-кишечного тракта, перемешивание его содержимого и разница pH в разных частях кишечника способствуют эффективному всасыванию лекарств, принимаемых перорально. Однако кислоты и ферменты, выделяемые в кишечнике, а также биохимическая активность бактериальной флоры кишечника могут разрушать некоторые препараты еще до их всасывания.

Преимущества

1. Самый безопасный маршрут
2. Самый удобный
3. Самый экономичный
4. Препараты можно принимать самостоятельно
5. Неинвазивный способ.

Недостатки

1. Действие наступает медленнее, так как для всасывания требуется время

3. Парентеральный путь введения препарата?

А.парентеральный Пути введения, отличные от энтерального (кишечного), называются парентеральными. В этом случае лекарственные средства напрямую доставляются в тканевые жидкости или кровь.

Преимущества

- Действие препарата более быстрое и предсказуемое, чем при пероральном приеме.
- Эти способы могут применяться к пациентам, находящимся в бессознательном состоянии или не желающим сотрудничать.
- Желудочные раздражители можно вводить парентерально, что позволяет избежать раздражения желудочно-кишечного тракта.
- Его можно использовать у пациентов с рвотой или у тех, кто не может глотать.
- Переваривание желудочным и кишечным соком и метаболизм первого этапа исключены.

Поэтому в экстренных ситуациях парентеральные пути введения лекарств очень полезны, так как их действие быстро и предсказуемо, и их можно использовать даже у пациентов, находящихся в бессознательном состоянии.

Недостатки

- Необходимо соблюдать правила асептики.
- Инъекции могут быть болезненными.
- Дороже, менее безопасно и неудобно.
- Возможно повреждение нервов и других тканей.

Парентеральные пути включают в себя :

1. Инъекции
2. Вдыхание
3. Трансдермальный способ
4. Трансмукозальный способ введения лекарств

4. .Название трансдермальных пластырей?

A. Клеевые блоки

Iunction

Йонтофорез

Струйный впрыск

5. .Клеевые пластыри.

A. Препараты с высокой липидной растворимостью можно наносить на кожу для медленного и длительного всасывания, например, нитроглицериновая мазь при стенокардии. Адгезивные блоки, инъекции, ионтофорез и струйное введение - вот некоторые формы трансдермальной доставки лекарств.

Адгезивные блоки (трансдермальные терапевтические системы) - это адгезивные пластыри различных размеров и форм, изготовленные в соответствии с областью применения.

Препарат находится в резервуаре между внешним слоем и пористой мембраной. На эту мембрану наносится адгезив для фиксации на участке нанесения. Препарат медленно диффундирует через мембрану, и происходит чрескожная абсорбция.

Скорость всасывания постоянна и предсказуема. Для использования в таких системах подходят сильнодействующие препараты (поскольку достаточно небольшого количества) и препараты короткого действия (поскольку эффект быстро заканчивается после удаления системы).

Места применения - грудь, живот, верхняя часть руки, затылочная область и мошонка. Примерами являются трансдермальные пластыри с гиосцином, нитроглицерином, тестостероном, эстрогеном и фентанилом.

Преимущества

- Длительность действия увеличена
- Обеспечивают постоянный уровень препарата в плазме крови
- Пациенты соблюдают все требования.

5. iunction.

A. Путь, на котором лекарство, втираемое в кожу, всасывается и вызывает системные эффекты, называется индукцией.

6. Йонтофорез .

A. В этой процедуре гальванический ток используется для обеспечения проникновения нерастворимых в липидах лекарств в более глубокие ткани, где требуется их действие, например, салицилатов. Ионтофорез фтора применяется при лечении повышенной чувствительности зубов

7. Струйный впрыск

A. Поскольку абсорбция препарата происходит через слои кожи, дермоджет может также рассматриваться как форма трансдермального введения лекарств

2. ФАРМКОКИНЕТИКА

1. Биодоступность

А. Биодоступность - это доля препарата, которая достигает системной циркуляции после введения любым путем.

Таким образом, для препарата, вводимого внутривенно, биодоступность составляет 100%.

При инъекциях IM/SC препараты всасываются практически полностью, в то время как при пероральном приеме биодоступность может быть низкой из-за неполного всасывания и метаболизма первого этапа.

Например, биодоступность хлортетрациклина составляет 30%, карбамазепина - 70%, хлорохина - 80%, миноциклина и диазепама - 100%.

Трансдермальные препараты всасываются системно и могут иметь биодоступность 80-100%.

2 .биоэквивалентность

А. Сравнение биодоступности различных составов одного и того же препарата - это исследование биоэквивалентности.

Часто пероральные препараты разных производителей, содержащие одинаковое количество лекарства, могут давать разные концентрации в плазме, т.е. биоэквивалентность между ними отсутствует

Такие различия наблюдаются у плохо растворимых и медленно всасывающихся препаратов, в основном из-за различий в скорости распада и растворения.

Отклонения в биодоступности (неэквивалентность) могут привести к токсичности или терапевтическому провалу у препаратов с низким запасом прочности, таких как дигоксин, и препаратов, требующих точной корректировки дозы, например антикоагулянтов и кортикостероидов.

3. Определить кажущееся распределение объема?

А. Видимый объем распределения определяется как объем, необходимый для введения всего количества препарата, если бы его концентрация во всем организме была равна концентрации в плазме.

Он соотносит количество препарата в организме с его концентрацией в плазме крови.

Например, если доза препарата составляет 500 мг и он достигает равномерной концентрации 10 мг/литр плазмы, его V_d = 50 л.

. Важными фактами о V_d являются:

- Если препарат задерживается в основном в плазме крови, его V_d невелик (например, аспирин, аминогликозиды), а если он широко распределяется в других тканях, то его V_d велик (например, петидин).

- Знание V_d лекарств имеет важное клиническое значение при лечении отравлений. Препараты с большим V_d, такие как петидин, нелегко удалить с помощью гемодиализа, поскольку такие препараты широко распределены в организме

4. Биотрансформация

А. Биотрансформация - это процесс биохимического изменения лекарства в организме. Организм воспринимает большинство лекарств как чужеродные вещества и пытается инактивировать и вывести их с помощью различных биохимических реакций.

Эти процессы превращают лекарства в более полярные, водорастворимые соединения, чтобы они легче выводились через почки.

Некоторые препараты могут выводиться с мочой в неизмененном виде, например, фруземид, атенолол.

Сайт Самым важным органом биотрансформации является печень. Но лекарства также метаболизируются в почках, кишечнике, слизистых оболочках, легких, крови и коже.

5. Важные реакции биотрансформации

А. Окисление - фенитоин, диазепам, ибупрофен, амфетамин, хлорпромазин, дапсон

Снижение - Хлорамфеникол, Галотан

Гидролиз - петидин, прокаин

Реакции конъюгации

Глюкуронидная конъюгация - Хлорамфеникол, Морфин Ацетилирование Сульфаниламиды, Изониазид

Метилирование Адреналин, гистамин

Конъюгация глутатиона - Парацетамол

6. Назовите некоторые индукторы ферментов

А. Фенобарбитон, рифампицин, алкоголь, сигаретный дым, ДДТ, гризеофульвин, карбамазепин и фенитоин - некоторые индукторы ферментов.

7. .Что такое почечный клиренс?

А. Объем плазмы, полностью освобожденный от препарата в единицу времени. Он может быть рассчитан как отношение скорости элиминации к концентрации в плазме. Скорость элиминации Таким образом, CL = концентрация в плазме крови Клиренс выражается в мл/литр/единицу времени.

Клиренс - важнейший фактор, определяющий концентрацию препарата, и его следует учитывать, когда любое лекарство предназначено для длительного приема.

8. .Кинетика первого порядка

А. Кинетика первого порядка В кинетике первого порядка постоянная доля препарата метаболизируется/выводится за единицу времени.

Кинетика большинства лекарств соответствует первому порядку, а скорость метаболизма/выведения зависит от их концентрации в организме (экспоненциальная).

Это также способствует усвоению лекарств.

9. Дайте определение кинетики нулевого порядка?

А. Кинетика нулевого порядка (кинетика насыщения) Здесь постоянное количество препарата, присутствующего в организме, метаболизируется/выводится за единицу времени.

Ферменты метаболизма насыщаются, и поэтому при увеличении дозы уровень препарата в плазме увеличивается непропорционально, что приводит к токсичности.

Некоторые препараты, такие как фенитоин и варфарин, выводятся обоими способами, т.е. сначала по первому порядку, а при более высоких концентрациях - по нулевому.

Пример препаратов с кинетикой нулевого порядка:

- Алкоголь
- Фенитоин
- Аспирин
- Гепарин
- Фенилбутазон.

Период полувыведения из плазмы и концентрация в стационарном состоянии Период полувыведения из плазмы *(t%) - это* время, необходимое для снижения концентрации препарата в плазме до половины ее значения. Для полного выведения препарата из организма требуется от четырех до пяти периодов полувыведения.

Примеры лекарств, которые могут быть токсичными для грудного ребенка, если их принимает мать Сульфасалазин Доксепин Теофиллин Амиодарон Противораковые препараты Примидон Салицилаты Этосуксимид

Хлорамфеникол Фенобарбитон Налидиксовая кислота Фенотиазины Нитрофурантоин.

10. Период полураспада в плазме крови

А. Период полувыведения из плазмы *(t%)* - *это* время, необходимое для снижения концентрации препарата в плазме до половины его значения.

Для полного выведения препарата из организма требуется от четырех до пяти периодов полувыведения. У каждого препарата свой t/2, и это важный фармакокинетический параметр, определяющий режим дозирования.

Он помогает рассчитать нагрузочную и поддерживающую дозы препарата. Он также указывает на продолжительность действия препарата.

Биологический период полувыведения - это время, необходимое для того, чтобы общее количество препарата в организме уменьшилось вдвое.

.11. Определите фиксированную дозу, индивидуальную дозу, нагрузочную дозу

А. Фиксированная доза

Если речь идет о достаточно безопасных препаратах, то для большинства пациентов подходит фиксированная доза препарата, например, анальгетики, такие как парацетамол - от 500 мг до 1000 мг 6 раз в час - обычная доза для взрослых.

Индивидуальная дозировка Для некоторых препаратов, особенно с низким запасом прочности, доза должна быть "подобрана" с учетом потребностей каждого пациента, например, противосудорожных и антиаритмических препаратов.

Нагрузочная доза В ситуациях, когда целевые концентрации в плазме крови должны быть достигнуты быстро, нагрузочная/болюсная доза препарата является началом лечения.

Нагрузочная доза - это разовая большая доза или серия быстро повторяющихся доз, назначаемых для быстрого достижения целевой концентрации, например, гепарин вводится в виде болюсной дозы 5000 МЕ. После достижения целевого уровня поддерживающая доза достаточна для "поддержания уровня препарата" и баланса элиминации.

Недостатком нагрузочной дозы является то, что пациент быстро подвергается воздействию высоких концентраций препарата, что может привести к токсичности.

.12. Методы увеличения продолжительности действия

А. В некоторых ситуациях может быть желательно использовать препараты длительного действия. Но когда такие препараты недоступны, длительность действия имеющихся препаратов может быть увеличена.

Продолжительность действия лекарств может быть увеличена за счет вмешательства в фармакокинетические процессы, т.е. за счет

1. замедление всасывания.
2. с использованием более связанного с белками плазмы производного.
3. ингибирование метаболизма.
4. задержка выделения

3. ФАРМКОДИАНМИКА

1. Определите потенцию препарата

А. Количество препарата, необходимое для получения ответной реакции, указывает на потенцию. Например, 1 мг буметанида вызывает такой же диурез, как 50 мг фруземида.

Таким образом, буметанид является более мощным препаратом, чем фруземид.

2. Определите эффективность препарата.

А. Максимальная эффективность Эффективность указывает на максимальную реакцию, которую может вызвать препарат, например, фруземид вызывает мощный диурез, который не вызывает ни одна доза амилорида.

3. Терапевтическая доза

А. Кривые дозового ответа для разных действий препарата могут быть разными. Так, у сальбутамола может быть одна КДР для бронхолитика и другая для тахикардии.

4. средняя летальная доза

А. Средняя летальная доза (LD50) - это доза, которая является летальной для 50% населения.

5. Медианная эффективная доза

А. Медиана эффективной дозы (ED50) - это доза, которая вызывает желаемый эффект у 50% испытуемой популяции.

6. Терауптический индекс

А. Терапевтический индекс (ТИ) - это отношение средней летальной дозы к средней эффективной дозе.

Терапевтический индекс дает представление о безопасности препарата.

- Чем выше TI, тем безопаснее препарат.
- ТИ варьируется от вида к виду
- Для того чтобы лекарство считалось достаточно безопасным, его ТИ должен быть > 1
- У пенициллина высокий TI, а у лития и дигоксина - низкий.
- ТИ может быть разным для каждого действия препарата. Например, ТИ аспирина, применяемого при головной боли, отличается от его ТИ при воспалении.

7 Синергизм и антагонизм

А. При одновременном приеме двух или более препаратов эффект может быть аддитивным, синергическим или антагонистическим.

Аддитивный эффект Действие двух или более препаратов суммируется, и общий эффект равен сумме их индивидуальных действий.

Примерами могут служить эфедрин с теофиллином при бронхиальной астме, закись азота и эфир в качестве общих анестетиков.

Синергизм Когда действие одного препарата усиливается или облегчается другим препаратом, такая комбинация является синергической.

В переводе с греческого ergon = работа; syn = с. В данном случае общий эффект от комбинации больше, чем сумма независимых эффектов.

Его часто называют "потенцированием" или "супрааддитивным" эффектом. Примерами синергических комбинаций являются - ацетилхолин + физостигмин - леводопа + карбидопа.

Антагонизм Один препарат противостоит или подавляет действие другого - это антагонизм.

Исходя из механизма, антагонизм может быть

- Химический антагонизм
- Физиологический антагонизм

• Антагонизм на уровне рецепторов - Обратимый (конкурентный) - Необратимый

8 . Наркотики и приведите примеры.

А. Пролекарство - это неактивная форма препарата, которая в организме метаболизируется до активного производного.

Пролекарство может преодолеть некоторые недостатки традиционных форм введения препарата.

Например: Леводопа преодолевает гематоэнцефалический барьер и превращается в дофамин.

9 Факторы, влияющие на биодоступность

А. 1. Дезинтеграция и растворение во времени
2. Формула
3. Размер частиц
4. Растворимость липидов
5. pH и ионизация
6. Площадь и сосудистость впитывающей поверхности
7. Моторика желудочно-кишечного тракта
8. Наличие еды
9. Метаболизм
10. Болезни

10 Укажите факторы, изменяющие действие лекарств.

А. Одна и та же доза препарата может вызывать разную степень реакции у разных пациентов и даже у одного и того же пациента в разных ситуациях.

Различные факторы изменяют дозировку и действие препарата. Факторы, изменяющие действие лекарств, в целом классифицируются следующим образом:

1. **Лекарственные факторы**
a. Способ применения
b. Наличие других лекарств
c. Кумуляция
d. Доза
e. Плацебо

2. **Факторы пациента**
a. Возраст
b. Масса тела
c. Секс
d. Виды и расы
e. Окружающая среда
f. Генетические факторы.

11. Фармкодянмика

A. Фармакодинамика - это изучение действия лекарств на организм и механизмов их действия.

12 Плацебо

A. Это фиктивное лекарство, не обладающее фармакологическим действием. В качестве плацебо используются такие вещества, как крахмал, лактоза

Плацебо используется следующим образом:

1. Они используются для облегчения субъективных симптомов, таких как тревога, головная боль, тремор, боль, бессонница.

2. Используются в клинических испытаниях для минимизации предвзятости. Факторы, влияющие на эффект плацебо, следующие: 1. Факторы пациента:

Пациенты с невротическими симптомами реагируют на плацебо.

3. Лекарственные факторы: На реакцию плацебо может повлиять форма или способ введения препарата.

Например: Цветные таблетки, такие как красные, синие, зеленые, и инъекционные препараты дают лучший плацебо.

4. Факторы врача: Личность врача, мотивация, процесс обучения, отношения между врачом и пациентом - важные факторы, влияющие на реакцию на плацебо.

4. ПОБОЧНЫЕ РЕАКЦИИ НА ЛЕКАРСТВА

1. Побочные эффекты

A. Побочные эффекты - это нежелательные эффекты лекарственного средства, которые являются продолжением фармакологического действия и проявляются при использовании терапевтической дозы препарата.

Они предсказуемы, распространены и могут встречаться у всех людей, например, гипогликемия из-за инсулина; гипокалиемия после приема фруземида.

2. Токсические эффекты

A. Токсические эффекты проявляются при больших дозах препарата и могут быть серьезными, например, морфин вызывает угнетение дыхания при передозировке.

3. Нетерпимость

A. Непереносимость Лекарственная непереносимость - это неспособность человека переносить лекарство, которая носит непредсказуемый характер.

Пациенты демонстрируют завышенную реакцию даже на небольшие дозы препарата.

У некоторых пациентов может наблюдаться дисфункция после однократного приема стрептомицина. Непереносимость также может быть качественной, например, идиосинкразия и аллергические реакции.

4. Идиосинкразия

A. Идиосинкразия - генетически обусловленная аномальная реакция на лекарство, например, примакин и сульфаниламиды вызывают гемолиз у пациентов с дефицитом G6PD; некоторые пациенты испытывают возбуждение при приеме барбитуратов.

Кроме того, некоторые реакции, такие как агранулоцитоз, вызванный хлорамфениколом, когда не известна определенная генетическая подоплека, также включены в категорию идиосинкразии.

В некоторых случаях человек может быть очень чувствителен даже к малым дозам препарата (например, одна доза хинина может вызвать у некоторых цинхонизм) или очень нечувствителен даже к большим дозам препарата.

.5. Аллергические реакции

А. Аллергические реакции на лекарства - это иммунологически опосредованные реакции, которые не связаны с терапевтическим действием препарата.

Препарат или его метаболит действует как антиген, вызывая образование антител. Последующее воздействие препарата может привести к аллергическим реакциям.

Проявления аллергии наблюдаются в основном на органах-мишенях - коже, дыхательных путях, желудочно-кишечном тракте, крови и кровеносных сосудах.

.6. Виды аллергических реакций

А. Тип I (анафилактическая) реакция

   Тип II Цитолитические реакции

   Тип III Артюс реакция

   Тип IV Тип IV (гиперчувствительность замедленного типа)

.7. Тератогенность

А. Тератогенность - это способность препарата вызывать аномалии плода при приеме беременной женщиной.

Тератос в переводе с греческого означает "чудовище".

Успокоительное средство талидомид, принимаемое на ранних сроках беременности для облегчения утренней тошноты, привело к тому, что тысячи детей родились с фокомелией (уплотнением конечностей).

Катастрофа с талидомидом (1958-61 гг.) открыла глаза органам, выдающим лицензии на лекарства, и в разных странах стало обязательным проведение строгих тестов на тератогенность перед тем, как новое лекарство будет одобрено к применению.

В зависимости от стадии беременности, на которой вводится тератоген, он может вызвать различные аномалии.

- (i) Зачатие до 16 дней - обычно устойчив к тератогенному воздействию. При поражении происходит аборт.
- (ii) Период органогенеза - (от 17 до 55 дней беременности) - наиболее уязвимый период; возникают серьезные физические отклонения.
- (iii) Фетальный период - 56 дней и далее - это период роста и развития, поэтому возникают аномалии развития и функциональные отклонения

8. Лекарственное взаимодействие

А. Определение Лекарственное взаимодействие - это изменение продолжительности или величины фармакологического действия одного препарата под влиянием другого препарата. При одновременном приеме двух или более препаратов ответная реакция может быть больше или меньше, чем сумма их индивидуальных эффектов.

Такая реакция может быть как полезной, так и вредной.

Например, при гипертонии используется комбинация препаратов - гидралазин + пропранолол - для их благоприятного взаимодействия. Но нежелательное взаимодействие лекарств может привести к тяжелой токсичности.

РАЗДЕЛ II

ВЕГЕТАТИВНАЯ НЕРВНАЯ СИСТЕМА

1 Холинергическая система

2 Антихолинергические препараты

3 релаксанты скелетных мышц

4 Адренергическая система

5 Адренергические препараты

6 Адренергические антагонисты

ХОЛИНЕРГИЧЕСКАЯ СИСТЕМА

1. Назовите несколько оксимов.

А. Оксимы - реактиваторы холинэстеразы, которые используются для восстановления нервно-мышечной передачи при отравлении фосфорорганическими соединениями, но их применение вторично по отношению к атропину.

Несколько примеров оксимов приведены ниже:

1. Пралидоксим (2-PAM)
2. Обидоксим
3. Диацетилмонооксим (DAM) l

Пралидоксим и обидоксим используются для лечения отравлений фосфорорганическими соединениями.

Их следует давать в течение нескольких часов (, 24 ч) после отравления, предпочтительно сразу же

2. Название Холинергические препараты

А. Холинергические препараты можно классифицировать как:

1. **Эфиры холина**

Ацетилхолин

Метахолин

Карбахол

Бетанехол

2. Холиномиметические алкалоиды

Пилокарпин

Маскарин

3. Антихолинэстеразные препараты обратимого действия

Неостигмин

Физостигмин

Пиридостигмин

Амбенониум

Эдрофониум

Необратимые фосфорорганические соединения

3 Роль атропина при отравлении фосфорорганическими соединениями

Анс.1 Атропин используется для лечения отравления фосфорорганическими соединениями и грибами.

Атропин высокоэффективен в борьбе с мускариновыми симптомами, вызываемыми фосфорорганическими соединениями.

В больших дозах он также антагонизирует центральные эффекты. По этим причинам атропин используется при отравлении фосфорорганическими соединениями.

4 Неостигмин

Анс. 1 Неостигмин - синтетический обратимый антихолинэстеразный препарат.

Его действие на NMJ, ЖКТ и мочевой пузырь более выражено, чем на CVS или глаза.

На скелетные мышцы он оказывает как прямое, так и непрямое действие. Фармакокинетика Неостигмин 1 плохо всасывается перорально. 1 не проникает через роговицу и не пересекает гематоэнцефалический барьер.

Частично гидролизуется и частично выводится в неизмененном виде с мочой.

Терапевтическое применение 1 Миастения гравис: Неостигмин 15 мг перорально 6 раз в час 1 Послеоперационный паралитический илеус или задержка мочи:

Неостигмин 0,5-1 мг SC 1 Послеоперационная декураризация: Неостигмин 0,5-2 мг SC 1 Укус кобры: Неостигмин вместе с атропином

5 Отравление фосфорорганическими соединениями Лечение

1. А. При отравлении через кожу - снимите одежду и промойте кожу водой с мылом; при пероральном употреблении - сделайте промывание желудка.

2. Поддерживайте АД и проходимость дыхательных путей.

3. Препарат выбора - атропин внутривенно по 2 мг каждые 10 минут до расширения зрачка. Максимальная доза может составлять от 50 до 100 мг и более в зависимости от тяжести отравления. Лечение должно тщательно контролироваться из-за риска повторного появления симптомов вследствие замедленного всасывания ОР-соединений.

4. Реактиваторы холинэстеразы - пралидоксим, обидоксим, диацетилмоноксим. Эти оксимные соединения немедленно соединяются с органофосфатом холинэстеразы, поскольку комплекс подвергается "старению" и фермент не может быть высвобожден.

Комплекс становится более стабильным за счет потери одной из химических групп, что и приводит к "старению".

Реактиваторы холинэстеразы бесполезны при отравлениях карбаматными соединениями, поскольку в этих соединениях нет свободного места для связывания оксимов.

Кроме того, пралидоксим сам по себе обладает слабой антихолинэстеразной активностью, особенно в высоких дозах.

При тяжелых отравлениях 1-2 г пралидоксима, введенные внутривенно в течение пяти минут после отравления, дают наилучшие результаты.

Однако на практике пациенту редко удается получить столь быстрое лечение в течение нескольких минут, особенно в сельской местности, и реактиваторы холинэстеразы пытаются использовать в течение нескольких часов (максимум 24 часа) после отравления, чтобы освободить фермент AChE от связывания и освободить его.

Таким образом, они реактивируют фермент холинэстеразу. Их следует давать в течение нескольких минут после отравления.

АНТИХОЛИНЕРГИЧЕСКИЕ ПРЕПАРАТЫ

1. **Антихолинергические препараты**

1. A. Природные алкалоиды

Атропин, гиосцин (скополамин)

2. Полусинтетические производные Гоматропин, ипратропиум бромид, тиотропиум бромид

3. Синтетические заменители

- Мидриатики Эвкатропин, циклопентолат, тропикамид
- Спазмолитики-антисекреторные средства Пропантелин, дицикломин

2. . **Обоснование использования атропина в преанестезиологической подготовке**

Анс. Атропин используется в качестве преанестезирующего средства.

1: При введении за 30 минут до анестезии атропин уменьшает выделение слюны и дыхательных путей. Это предотвращает развитие ларингоспазма.

2: Он предотвращает брадикардию во время операции.\

3: Он действует как бронхолитическое средство, снижает риск развития астмы, связанной с анафилактическим шоком. Например, гликопирролат используется в основном в качестве преанестезиологического средства

3. : **Каков основной механизм действия антихолинергических препаратов?**

A: Антихолинергические препараты в первую очередь блокируют действие ацетилхолина, нейротрансмиттера, который играет роль в передаче нервных импульсов. Подавляя ацетилхолин, эти препараты влияют на различные физиологические процессы.

4. **При каких заболеваниях обычно используются антихолинергические препараты?**

A: Антихолинергические препараты используются при различных заболеваниях, включая астму, хроническую обструктивную болезнь легких (ХОБЛ), гиперактивный мочевой пузырь, синдром раздраженного кишечника (СРК) и болезнь Паркинсона.

5. **Каковы общие побочные эффекты антихолинергических препаратов**

A: Общие побочные эффекты могут включать сухость во рту, нечеткость зрения, запоры, задержку мочи, спутанность сознания и учащенное сердцебиение. Эти побочные эффекты могут варьироваться в зависимости от конкретного препарата и его дозировки.

6. **Можно ли использовать антихолинергические препараты для лечения аллергии?**

A: Да, антихолинергические препараты иногда используются для облегчения симптомов аллергии, таких как чихание, насморк и зуд. Они могут содержаться в некоторых назальных спреях или пероральных препаратах.

7. **Существуют ли противопоказания или меры предосторожности, связанные с антихолинергическими препаратами?**

A: Да, антихолинергические препараты могут не подходить людям с определенными заболеваниями, такими как глаукома, задержка мочи или некоторые заболевания сердца. Важно проконсультироваться с медицинским работником, чтобы определить целесообразность применения этих препаратов для конкретного человека.

8. **Как антихолинергические препараты влияют на когнитивные функции?**

A: Антихолинергические препараты могут влиять на когнитивные функции, особенно у пожилых людей. Длительное применение или более высокие дозы могут быть связаны с повышенным риском когнитивных нарушений и деменции. Это важный момент, особенно для пожилых людей.

9. Могут ли антихолинергические препараты взаимодействовать с другими лекарствами?

A: *Да,* антихолинергические препараты могут взаимодействовать с другими лекарствами, что потенциально может привести к усилению побочных эффектов или снижению эффективности. Медицинским работникам крайне важно знать полный список лекарств пациента, чтобы избежать потенциальных лекарственных взаимодействий.

10. Существуют ли альтернативы антихолинергическим препаратам при определенных состояниях?

A: В некоторых случаях могут быть рассмотрены альтернативные медикаменты или нефармакологические подходы. Например, изменение образа жизни, физиотерапия или другие классы лекарств могут быть рассмотрены в зависимости от конкретного состояния и индивидуальных особенностей пациента.

Важно отметить, что конкретные детали могут варьироваться в зависимости от конкретного препарата из класса антихолинергических средств и уникальной истории болезни пациента. Для получения индивидуальной информации и рекомендаций по применению антихолинергических препаратов всегда консультируйтесь с медицинским работником.

11. Объясните целесообразность применения пралидоксима при отравлении фосфорорганическими соединениями.

Анс. Пралидоксим и обидоксим используются для лечения отравления фосфорорганическими соединениями.

Эти соединения соединяются с фосфорорганическим комплексом холинэстеразы, разрывают связь и освобождают фермент AChE.

Их следует вводить в течение нескольких часов (, 24 ч) после отравления, предпочтительно сразу, так как комплекс подвергается старению, после чего фермент не может быть высвобожден.

АДРЕНЕРГИЧЕСКИЙ СТВОЛ И НАРКОТИКИ

1. Эфедрин

Эфедрин - это алкалоид, получаемый из Ephedra vulgaris.

Действует в основном опосредованно, но имеет некоторое прямое действие на a- и b-рецепторы. lПовторные инъекции вызывают тахифилаксию, прежде всего потому, что нейронный пул NA, доступный для вытеснения, невелик.

Он устойчив к МАО, поэтому эффективен перорально. 1 Он проникает в мозг и является стимулятором ЦНС.

Обладает сосудосуживающим, кардиостимулирующим, назальным, бронхолитическим и мидриатическим действием.

В настоящее время эфедрин заменен более селективными препаратами и иногда используется при легкой хронической бронхиальной астме и при гипотонии во время спинальной анестезии.

2. Амфетамин

А. Амфетамин - синтетическое соединение, имеющее тот же фармакологический профиль, что и эфедрин. Действует перорально и обладает длительным действием (4-6 ч). 1 Действие на ЦНС более выражено, максимальную селективность проявляют декстроамфетамин и метамфетамин, которые в обычных дозах дают мало периферических эффектов.

К центральным эффектам относятся бдительность, повышенная концентрация и концентрация внимания, эйфория, разговорчивость и повышенная работоспособность.

3. . Празоцин

А. Празоцин - первый из высокоселективных a1-блокаторов с коэффициентом селективности a1: a2 1000:1. Он блокирует симпатикоопосредованную вазоконстрикцию и вызывает снижение АД, сопровождающееся лишь легкой тахикардией.

Празоцин расширяет артериолы больше, чем вены.

4: Какова основная функция адренергической системы?

А. Адренергическая система регулирует реакцию "борьба или бегство" в организме. Она играет важнейшую роль в реакции на стресс, выделяя норадреналин и эпинефрин, которые воздействуют на различные органы и ткани, подготавливая организм к действию.

5: Каковы основные типы адренергических рецепторов?

А. Существует два основных типа адренергических рецепторов: альфа-адренергические рецепторы и бета-адренергические рецепторы. Каждый тип далее делится на подтипы (альфа-1, альфа-2, бета-1, бета-2 и бета-3), и они расположены в разных тканях, что приводит к различным физиологическим эффектам.

6: Чем альфа-адренергические рецепторы отличаются от бета-адренергических рецепторов?

А: Альфа-адренергические рецепторы в первую очередь опосредуют такие реакции, как вазоконстрикция (сужение кровеносных сосудов) и усиление сокращения гладких мышц, а бета-адренергические рецепторы опосредуют такие реакции, как увеличение частоты сердечных сокращений, бронходилатация и расширение сосудов в некоторых кровеносных сосудах.

7: Что такое адренергические агонисты и антагонисты?

А: Адренергические агонисты - это вещества, которые активируют адренергические рецепторы, имитируя действие норадреналина и эпинефрина. Адренергические антагонисты, напротив, блокируют действие этих нейротрансмиттеров, подавляя реакцию, опосредованную адренергическими рецепторами.

8: Как бета-блокаторы используются в медицинской практике?

А: Бета-блокаторы, или бета-адренергические антагонисты, обычно используются для лечения таких заболеваний, как гипертония (высокое кровяное давление), стенокардия (боль в груди) и некоторые сердечные аритмии. Они блокируют воздействие норадреналина и эпинефрина на бета-рецепторы, снижая частоту сердечных сокращений и артериальное давление.

9: Какую роль играет адренергическая система в дыхательной системе?

О: Бета-2-адренергические рецепторы в легких опосредуют бронходилатацию, помогая открыть дыхательные пути. Лекарства, стимулирующие эти рецепторы, используются для лечения таких заболеваний, как астма и хроническая обструктивная болезнь легких (ХОБЛ).

10: Как адренергическая система участвует в регуляции артериального давления?

А: Адренергическая система влияет на артериальное давление, регулируя диаметр кровеносных сосудов. Стимуляция альфа-1 рецепторов приводит к вазоконстрикции, повышая кровяное давление, а активация бета-2 рецепторов вызывает вазодилатацию, снижая кровяное давление.

11: Можно ли использовать адренергическую систему для лечения сердечной недостаточности?

А: Да, препараты, воздействующие на адренергическую систему, такие как бета-блокаторы и некоторые инотропные средства, используются при лечении сердечной недостаточности. Эти препараты направлены на улучшение сердечной функции и снижение нагрузки на сердце.

12: : Каковы некоторые потенциальные побочные эффекты адренергических агонистов и антагонистов?

А: Побочные эффекты могут варьироваться в зависимости от конкретного препарата и подтипа рецептора, на который он нацелен. Общие побочные эффекты могут включать изменения частоты сердечных сокращений, артериального давления и дыхательной функции. Побочные эффекты могут также затрагивать нервную систему, желудочно-кишечный тракт и метаболические процессы.

Для получения индивидуальной информации и рекомендаций по применению лекарств, влияющих на адренергическую систему, обязательно проконсультируйтесь с медицинским работником.

13: .Назовите два бета-блокатора

А. Пропанлол

Метанолол

Атенолол

14: .Назовите два альфа-блокатора

А. Празозин

Теразозин

РАЗДЕЛ III

ЦЕНТРАЛЬНАЯ НЕРВНАЯ СИСТЕМА

1 .МЕСТНЫЕ АНЕСТЕТИКИ

2 .ОБЩИЕ АНЕСТЕТИКИ

3 ЭТИЛОВЫЙ И МЕТИЛОВЫЙ АЛХОЛЫ

4 СЕДАТИВНЫЕ/ГИПНОТИЧЕСКИЕ СРЕДСТВА

5 .ПРОТИВОЭПИЛЕПТИЧЕСКИЕ ПРЕПАРАТЫ

6 .ПРОТИВОПАРКИНСОНИЧЕСКИЕ ПРЕПАРАТЫ

7 АНТИПСИХОТИЧЕСКИЕ И ПРОТИВОТРЕВОЖНЫЕ ПРЕПАРАТЫ

8 ОПИОИДНЫЕ АНАЛЬГЕТИКИ

МЕСТНЫЕ АНЕСТЕТИКИ

1: Как действуют местные анестетики?

A: Местные анестетики действуют путем блокирования нервных сигналов в определенной области тела. Они достигают этого путем ингибирования потока ионов натрия через мембраны нервных клеток, предотвращая генерацию и распространение потенциалов действия, которые передают болевые сигналы.

2: Каковы основные типы местных анестетиков?

A: Местные анестетики можно разделить на две основные группы: эфирные местные анестетики (например, прокаин) и амидные местные анестетики (например, лидокаин, бупивакаин). Классификация основана на химической структуре препаратов.

3: Как обычно вводятся местные анестетики?

A: Местные анестетики могут применяться местно (наносятся на кожу или слизистые оболочки), инфильтрационно (вводятся непосредственно в ткани), путем блокады нервов (вводятся вблизи нервов для блокировки чувствительности в определенной области) или внутривенно для проведения определенных медицинских процедур.

4: В чем разница между местной и общей анестезией?

A: Местная анестезия направлена на определенную область тела, обезболивая только ее, в то время как общая анестезия вызывает обратимую потерю сознания и чувствительности во всем теле. Местная анестезия часто используется для небольших хирургических операций, стоматологических работ или обезболивания.

5: Существуют ли какие-либо потенциальные побочные эффекты или осложнения, связанные с местными анестетиками?

A: Хотя местные анестетики в целом безопасны, могут возникнуть осложнения. Возможные побочные эффекты включают аллергические реакции, раздражение тканей в месте инъекции и системную токсичность, если препарат всасывается в кровь в чрезмерных количествах.

6: Можно ли использовать местные анестетики во время беременности?

Ответ: Многие местные анестетики при правильном применении считаются безопасными во время беременности. Однако выбор анестетика и время введения должны быть тщательно продуманы, и беременным необходимо обсудить потенциальные риски и преимущества со своим лечащим врачом.

7: Как долго длится действие местного анестетика?

A: Продолжительность действия зависит от конкретного используемого местного анестетика. Одни обеспечивают кратковременное облегчение (например, лидокаин), другие действуют дольше (например, бупивакаин). Добавление к местному анестетику вазоконстрикторов, например эпинефрина, также может продлить его действие за счет уменьшения кровотока и системной абсорбции.

8: Можно ли использовать местные анестетики для лечения хронической боли?

A: Да, местные анестетики, особенно в виде блокад нервов или эпидуральных инъекций, могут использоваться как часть комплексного подхода к лечению хронических болевых состояний. Они могут обеспечить временное облегчение и помочь в диагностике источника боли.

9: Существуют ли противопоказания для использования местных анестетиков?

A: Противопоказаниями могут быть аллергия на конкретный местный анестетик, определенные медицинские состояния или взаимодействие лекарств. Медицинские работники должны оценить историю болезни пациента и в соответствии с ней выбрать местный анестетик.

Для получения индивидуальной информации и рекомендаций по использованию местных анестетиков всегда консультируйтесь с медицинским работником, принимая во внимание индивидуальные особенности здоровья и конкретную процедуру или лечение.

10: Назовите 2 местных анестетика

A. I. Инъекционный

1. Прокаин короткого действия, хлорпрокаин
2. Лигнокаин промежуточного действия, прилокаин
3. Тетракаин длительного действия (аметокаин), бупивакаин, дибукаин, ропивакаин, этидокаин

11: .Применение местных анестетиков

А.поверхностная анестезия

Инфильтрационная анестезия

Блокада нерва

Полевой блок

Спинальная анестезия

Эпидуральная анестезия

ОБЩИЕ АНЕСТЕТИКИ

1: Как действуют общие анестетики?

A: Общие анестетики действуют на центральную нервную систему, в частности на мозг. Они вызывают состояние бессознательности, амнезии, анальгезии (обезболивания) и расслабления мышц, изменяя активность нейротрансмиттеров в мозге.

2: Каковы основные типы общих анестетиков?

A: Общие анестетики могут вводиться ингаляционно (ингаляционные анестетики, такие как закись азота или летучие жидкости) или внутривенно (внутривенные анестетики, такие как пропофол). Часто для достижения желаемого эффекта используется комбинация препаратов.

3: Как контролируется глубина анестезии во время операции?

A: Глубина анестезии контролируется с помощью различных параметров, включая жизненно важные показатели (частота сердечных сокращений, артериальное давление, насыщение крови кислородом), электроэнцефалографию (ЭЭГ) и уровень углекислого газа в конце прилива (ETCO2). Эти измерения помогают анестезиологам регулировать дозировку анестезии для поддержания необходимого уровня бессознательного состояния.

4: Каковы возможные побочные эффекты или риски, связанные с общей анестезией?

A: Хотя общая анестезия в целом безопасна, существуют потенциальные риски и побочные эффекты, включая аллергические реакции, проблемы с дыханием и сердечно-сосудистые осложнения. В редких случаях во время операции у человека может произойти осознание, когда он временно приходит в себя.

5: Как долго длится эффект от общей анестезии?

A: Продолжительность общей анестезии варьируется в зависимости от используемых препаратов и характера хирургического вмешательства.

Некоторые операции требуют лишь короткого периода анестезии, в то время как другие могут предполагать более длительное введение препаратов.

6: Есть ли какие-либо соображения по поводу использования общей анестезии в определенных группах населения, например, у пожилых людей или детей?

A: Да, необходимо учитывать интересы уязвимых групп населения. Пожилые люди могут быть более чувствительны к анестетикам, а детям могут потребоваться соответствующие возрасту дозы. Анестезиологи тщательно подбирают план анестезии под конкретного пациента, учитывая такие факторы, как возраст, общее состояние здоровья и историю болезни.

7: Может ли общая анестезия оказывать долгосрочное влияние на когнитивные функции?

A: В настоящее время ведутся исследования потенциального долгосрочного влияния общей анестезии на когнитивные функции. Некоторые исследования позволяют предположить связь между анестезией и снижением когнитивных способностей у пожилых людей, однако для установления причинно-следственной связи и выявления потенциальных факторов риска необходимы дополнительные исследования.

8: Что такое "преданестезиологическая оценка" и почему она важна?

A: Преданестезиологическая оценка - это тщательное обследование, проводимое анестезиологом перед операцией. Оно включает в себя изучение истории болезни пациента, физикальный осмотр и оценку возможных рисков и противопоказаний. Такая оценка помогает подобрать план анестезии для конкретного пациента и свести к минимуму возможные осложнения.

9: Могут ли определенные медицинские условия повлиять на выбор общих анестетиков?

О: Да, определенные медицинские состояния, такие как сердечно-сосудистые или респираторные проблемы, могут повлиять на выбор общего анестетика. Анестезиологи тщательно учитывают общее состояние здоровья пациента и любые существующие заболевания при определении наиболее подходящего плана анестезии.

Для получения индивидуальной информации и рекомендаций по применению общих анестетиков всегда консультируйтесь с медицинским работником, учитывая индивидуальные особенности здоровья и конкретную хирургическую процедуру.

10: Укажите преимущества и недостатки эфира в качестве общего анестетика.

Анс. Эфир - очень летучая и бесцветная жидкость.

Поскольку он воспламеняется на воздухе и взрывоопасен с кислородом, его не следует применять при хирургических операциях с использованием каутеризации. Около 85-90% препарата выводится через легкие.

Он стимулирует симпатическую систему, что приводит к увеличению частоты сердечных сокращений и угнетению блуждающего нерва.

АД падает в более глубоких плоскостях анестезии. Дыхательные движения сначала увеличиваются за счет стимуляции дыхательного центра, а затем уменьшаются по мере углубления анестезии.

Стимулирует слюноотделение, поэтому рекомендуется предварительное введение атропина. Раздражает дыхательные пути, вызывает кашель и спазм гортани.

Он вызывает обезболивание, затем возбуждение, а затем анестезию.

Он повышает давление ЦСЖ и уровень глюкозы в крови. Вызывает послеоперационную тошноту и рвоту у 50 % пациентов.

Преимущества эфира Потенциальный и надежный хороший анестетик.

Влияние на сердечно-сосудистую, дыхательную функции незначительно. Рефлексы хорошо сохраняются.

ЭТИЛ- И МЕТИЛ-АЛКОЛЫ

1: Что такое этиловый спирт (этанол) и метиловый спирт (метанол)?

A: Этиловый спирт, или этанол, - это тип спирта, обычно содержащийся в алкогольных напитках. Он также используется в различных промышленных, медицинских и бытовых целях. Метиловый спирт, или метанол, - еще один вид спирта, который используется в промышленных целях, но он очень токсичен и не должен употребляться.

2: Чем отличаются этиловый и метиловый спирты по токсичности?

A: Этиловый спирт (этанол), как правило, безопасен для употребления в умеренных количествах, поскольку в организме он метаболизируется в менее токсичные вещества. С другой стороны, метиловый спирт (метанол) очень токсичен и при попадании в организм может вызвать серьезные проблемы со здоровьем, включая слепоту и смерть.

3: Как обычно используется этиловый спирт (этанол)?

A: Этиловый спирт имеет различные применения, в том числе в качестве напитка для отдыха, растворителя при производстве лекарств и косметики, а также в качестве топлива. Он также используется в пищевой промышленности в качестве ароматизатора и в медицине как антисептик.

4: Чем опасно употребление метанола (метилового спирта)?

A: Метанол чрезвычайно токсичен при попадании в организм. Он может вызывать такие симптомы, как тошнота, рвота, головная боль, головокружение, а в тяжелых случаях может привести к слепоте, отказу органов и смерти. Отравление метанолом требует немедленной медицинской помощи.

5: Можно ли найти метанол в алкогольных напитках?

A: Хотя метанол не добавляется в алкогольные напитки намеренно, он может присутствовать в небольших количествах как побочный продукт неправильных процессов дистилляции или ферментации. Нелегальные или самодельные алкогольные напитки могут представлять повышенный риск заражения метанолом.

6: Как метаболизируется этанол в организме?

A: Этанол метаболизируется в печени под действием ферментов, в первую очередь алкогольдегидрогеназы. Сначала он превращается в ацетальдегид, а затем в ацетат, который в конечном итоге распадается на углекислый газ и воду. Этот метаболический путь помогает вывести этанол из организма.

7: Используется ли этанол в качестве антисептика?

О: Да, этанол обычно используется в качестве антисептика для дезинфекции кожи и поверхностей. Он обладает противомикробными свойствами, благодаря которым эффективно уничтожает бактерии и вирусы.

8: Можно ли использовать этиловый спирт (этанол) в качестве топлива?

A: Да, этанол используется в качестве биотоплива и обычно смешивается с бензином. Он может производиться из возобновляемых источников, таких как кукуруза или сахарный тростник, и считается более экологичной альтернативой традиционному ископаемому топливу.

9: Каковы симптомы отравления метанолом?

A: Симптомы отравления метанолом включают тошноту, рвоту, боль в животе, головокружение и головную боль. На более поздних стадиях могут наблюдаться нарушения зрения, спутанность сознания и возможный отказ органов. При подозрении на отравление метанолом необходима немедленная медицинская помощь.

10: Есть ли различия в химической структуре этилового и метилового спиртов?

A: Да, есть различия в их химической структуре. У этанола два атома углерода, а у метанола - только один. Молекулярные структуры этих спиртов обусловливают их различные свойства и воздействие на организм человека.

СЕДАТИВНЫЙ СНОТВОРНЫЙ

1. Неблагоприятные эффекты барбитуратов

Анс. Неблагоприятные эффекты барбитуратов следующие:

1. Распространенными побочными эффектами являются сонливость, похмелье, спутанность сознания, ухудшение работоспособности и рассудительности.

2. Тошнота, рвота, диарея

3. Идиосинкразия-возбуждение

4. Реакции гиперчувствительности, такие как кожная сыпь и отек век

5. Толерантность и зависимость

6. Физическая и психологическая зависимость

7. Длительное применение фенобарбитона может вызвать мегалобластическую анемию.

2. Применение бензодиазепина

Анс. Бензодиазепины могут использоваться в качестве

1. гипнотики - используются для сокращения латентности сна, уменьшения ночных пробуждений.

2. анксиолитик и для успокоения в дневное время.

3. противосудорожные препараты.

4. Мышечный релаксант центрального действия.

5. Внутривенный анестетик, используемый для вызывания, поддержания и дополнения анестезии.

6. Препараты перед анестезией.

7. перед электросудорожной терапией, катетеризацией сердца, эндоскопией в акушерстве и многими мелкими процедурами.

8. лечение алкогольной абстиненции.

3. Флумазенил

Анс. 1 Флумазенил - антагонист бензодиазепинов.

Он действует, конкурируя с бензодиазепинами за рецепторы, и отменяет действие депрессантов и стимуляторов.

Он отменяет гипогенный, психомоторный, когнитивный и ЭЭГ-эффекты бензодиазепинов.

Действие начинается через несколько секунд после внутривенного введения и продолжается в течение 1-2 ч.

В основном используется для

1. обратное действие бензодиазепиновой седации или анестезии и
2. при передозировке или отравлении бензодиазепином

4. Классифицировать барбитураты

А, Классификация

1. Длительного действия: Фенобарбитон, мефобарбитон
2. Короткодействующие: Пентобарбитон, секобарбитон, бутобарбитон
3. Ультракороткого действия: Тиопентон натрия, метогекситон
4. Дайте определение седативным средствам, гипнотикам и транквилизаторам.

Анс. Седативное средство - это препарат, который снижает возбудимость и успокаивает пациента, не вызывая сна, хотя может вызывать сонливость.

Седация означает снижение реакции на любой уровень стимуляции Гипнотик - это препарат, вызывающий или поддерживающий сон, напоминающий естественный возбудимый сон. Гипнотик в меньшей дозе действует как седативное средство.

Транквилизатор - это старый термин, означающий лекарство, которое снижает психическое напряжение и вызывает спокойствие, не вызывая сна и не угнетая умственные способности. В основном он использовался для описания действия ресерпина

ПРОТИВОЭПИЛЕПТИЧЕСКИЕ ПРЕПАРАТЫ

l. Фениотин противопоказан во время беременности.

Анс. Фенитоин является тератогенным препаратом.

При приеме во время беременности фенитоин вызывает у плода гидантоиновый синдром. l Этот синдром характеризуется 1. расщелиной губы и неба, 2. гипопластическими фалангами пальцев и 3. микроцефалией.

2. Фенобарбитон

Анс. Фенобарбитон - важный препарат выбора при лечении эпилепсии.

Фенобарбитон подавляет нейротрансмиттерное действие, усиливая ГАМК-рецепторы, тем самым способствуя открытию хлоридных ионных каналов.

Фенобарбитон повышает судорожный порог и тем самым предотвращает эпилептические приступы. Он используется при генерализованных тонико-клонических и парциальных припадках. l Он предпочтителен благодаря своей эффективности и низкой стоимости.

3. Карбамазепин

Карбамазепин - противоэпилептический препарат, химически родственный имипрамину. Механизм действия Карбамазепин модифицирует максимальные электрошоковые судороги, а также повышает порог к PTZ и электрошоковым судорогам.

Он продлевает инактивированное состояние Na-канала.

4. Как действуют противоэпилептические препараты?

А: Противоэпилептические препараты действуют, стабилизируя мембраны нервных клеток и модулируя электрическую активность нейронов. Они направлены на предотвращение аномального и чрезмерного срабатывания нейронов, которое может привести к припадкам.

5. Какие типы припадков обычно лечат противоэпилептическими препаратами?

А: Противоэпилептические препараты используются для лечения различных типов припадков, включая фокальные (парциальные) припадки, генерализованные припадки, припадки отсутствия и миоклонические припадки. Выбор препарата зависит от конкретного типа припадка и истории болезни человека.

6. Существуют ли различные классы противоэпилептических препаратов?

А: Да, противоэпилептические препараты можно разделить на несколько классов в зависимости от механизма их действия. К этим классам относятся блокаторы натриевых каналов (например, карбамазепин), ГАМК-ергические препараты (например, вальпроевая кислота), блокаторы кальциевых каналов (например, этосуксимид) и другие.

7. Как правильно подобрать противоэпилептический препарат для конкретного человека?

А: Выбор противоэпилептического препарата основывается на таких факторах, как тип припадков, возраст пациента, общее состояние здоровья и возможные лекарственные взаимодействия. Часто приходится методом проб и ошибок подбирать наиболее эффективное и хорошо переносимое лекарство.

8. Могут ли противоэпилептические препараты взаимодействовать с другими лекарствами?

А: Да, противоэпилептические препараты могут взаимодействовать с другими лекарствами, потенциально влияя на их эффективность или вызывая побочные эффекты. Медицинским работникам крайне важно знать полный список лекарств пациента, чтобы избежать возможных лекарственных взаимодействий.

9. Каковы возможные побочные эффекты противоэпилептических препаратов?

A: Побочные эффекты могут варьироваться в зависимости от конкретного препарата, но общие побочные эффекты могут включать сонливость, головокружение, изменение веса и проблемы с желудочно-кишечным трактом. Серьезные побочные эффекты встречаются реже, но могут включать токсическое воздействие на печень, заболевания крови или кожные реакции.

10. Можно ли использовать противоэпилептические препараты во время беременности?

A: Применение противоэпилептических препаратов во время беременности требует тщательного рассмотрения. Некоторые АЭП могут представлять опасность для развивающегося плода, а неконтролируемые припадки также несут риск. Медицинские работники должны взвесить пользу и риск, и во время беременности может потребоваться корректировка лекарств.

11. Можно ли больному эпилепсией прекратить прием противоэпилептических препаратов?

A: В некоторых случаях люди, страдающие эпилепсией, могут достичь периода отсутствия припадков и под руководством своего лечащего врача прекратить прием противоэпилептических препаратов. Однако принимать такое решение следует осторожно, резкое прекращение приема может привести к рецидиву припадков.

12. Можно ли использовать противоэпилептические препараты при других заболеваниях, кроме эпилепсии?

A: Да, некоторые противоэпилептические препараты используются для лечения заболеваний, не связанных с эпилепсией, таких как невропатическая боль, биполярное расстройство и расстройства настроения. Механизмы действия этих препаратов делают их полезными для лечения целого ряда неврологических и психиатрических заболеваний.

13. Насколько важно соблюдение режима приема лекарств при лечении эпилепсии?

А: Соблюдение режима приема лекарств имеет решающее значение в лечении эпилепсии. Пропуск дозы или резкое прекращение приема лекарств может привести к прорывным припадкам. Людям с эпилепсией необходимо принимать назначенные им лекарства в соответствии с указаниями лечащего врача.

ПРОТИВОПАРКИНСОНИЧЕСКИЕ ПРЕПАРАТЫ

1: Что такое болезнь Паркинсона?

A: Болезнь Паркинсона - это нейродегенеративное заболевание, которое влияет на движение. Оно характеризуется прогрессирующей потерей нейронов, вырабатывающих дофамин, в головном мозге, что приводит к таким симптомам, как тремор, брадикинезия (замедленность движений), ригидность и постуральная неустойчивость.

2: Как действуют противопаркинсонические препараты?

A: Противопаркинсонические препараты в первую очередь направлены на восстановление баланса нейротрансмиттеров, особенно дофамина, в головном мозге. Они могут заменять или имитировать дофамин, тормозить его распад или стимулировать дофаминовые рецепторы, чтобы облегчить двигательные симптомы болезни Паркинсона.

3: Что такое леводопа и как она используется в лечении болезни Паркинсона?

A: Леводопа - это предшественник дофамина, который в мозге превращается в дофамин. Она является ключевым компонентом многих схем лечения болезни Паркинсона. Леводопа помогает восполнить уровень дофамина, облегчая двигательные симптомы. Для повышения эффективности ее часто сочетают с карбидопой.

4: Что такое агонисты дофамина в лечении болезни Паркинсона?

A: Агонисты дофамина - это препараты, которые напрямую стимулируют дофаминовые рецепторы в мозге. Они имитируют действие дофамина, помогая улучшить двигательные симптомы. Примерами являются прамипексол и ропинирол.

5: Существуют ли лекарства, которые препятствуют расщеплению дофамина?

A: Да, ингибиторы моноаминоксидазы типа В (МАО-В), такие как селегилин и расагилин, препятствуют распаду дофамина в мозге. Это помогает продлить действие дофамина и справиться с симптомами болезни Паркинсона.

6: Что такое антихолинергические препараты и как они используются в лечении болезни Паркинсона?

A: Антихолинергические препараты, такие как тригексифенидил, могут использоваться для облегчения дрожи и скованности у некоторых пациентов с болезнью Паркинсона. Они действуют за счет снижения активности ацетилхолина, нейротрансмиттера, который может быть нарушен при болезни Паркинсона.

7: Можно ли считать глубокую стимуляцию мозга методом лечения болезни Паркинсона?

A: Да, глубокая стимуляция мозга (ГСМ) - это хирургическое лечение, которое заключается в имплантации электродов в определенные участки мозга. Эти электроды подают электрические импульсы, чтобы модулировать аномальную активность нейронов, и могут быть эффективны для лечения симптомов у некоторых пациентов с болезнью Паркинсона.

8: Как различается выбор лекарств на разных стадиях болезни Паркинсона?

A: Выбор препарата зависит от стадии болезни Паркинсона и выраженности симптомов. На ранних стадиях может быть достаточно таких препаратов, как леводопа или агонисты дофамина. По мере прогрессирования болезни может потребоваться корректировка типов и дозировок лекарств.

9: Каковы общие побочные эффекты противопаркинсонических препаратов?

А: Общие побочные эффекты могут включать тошноту, головокружение, запоры и нарушения сна. Длительное применение леводопы может привести к моторным колебаниям и дискинезиям (непроизвольным движениям). Индивидуальная реакция на лекарства может быть разной.

10: Насколько важен индивидуальный подход в лечении болезни Паркинсона?

А: Индивидуальный подход имеет решающее значение в лечении болезни Паркинсона. Выбор препарата, дозировка и подход к лечению должны соответствовать конкретным потребностям и реакциям каждого пациента. Регулярный мониторинг и корректировка часто необходимы для оптимизации контроля симптомов и минимизации побочных эффектов.

АНТИПСИХОТИЧЕСКИЕ И ПРОТИВОТРЕВОЖНЫЕ ПРЕПАРАТЫ

1: Что такое тревожные расстройства и каковы их общие симптомы?

А: Тревожные расстройства - это группа психических заболеваний, характеризующихся чрезмерным беспокойством, страхом и нервозностью. К общим симптомам относятся беспокойство, раздражительность, мышечное напряжение, трудности с концентрацией внимания и нарушения сна.

2: Как действуют противотревожные препараты?

А: Противотревожные препараты действуют в первую очередь на нейротрансмиттеры в мозге, в частности на гамма-аминомасляную кислоту (ГАМК). ГАМК - это тормозной нейромедиатор, который помогает успокоить чрезмерную активность нейронов, что приводит к уменьшению симптомов тревоги.

3: Что такое бензодиазепины и как они используются для лечения тревоги?

А: Бензодиазепины, такие как лоразепам, диазепам и алпразолам, относятся к классу анксиолитических препаратов, которые усиливают действие ГАМК. Они обладают быстрым началом действия и часто используются для кратковременного снятия острых симптомов тревоги.

4: Существуют ли небензодиазепиновые препараты, применяемые для лечения тревоги?

А: Да, существуют небензодиазепиновые препараты, используемые для лечения тревоги, такие как селективные ингибиторы обратного захвата серотонина (СИОЗС) и ингибиторы обратного захвата серотонина-норпинефрина (ИОЗСН). Эти препараты, включая сертралин и венлафаксин, часто назначают для длительного лечения тревожных расстройств.

5: Как действует буспирон и какова его роль в лечении тревоги?

A: Буспирон - это небензодиазепиновый анксиолитик, воздействующий на серотониновые рецепторы. Он используется для длительного лечения генерализованного тревожного расстройства. Буспирон не вызывает седацию и зависимость, характерные для бензодиазепинов.

6: Можно ли использовать противотревожные препараты для лечения других заболеваний?

A: Да, противотревожные препараты, особенно SSRI и SNRI, часто используются для лечения не только тревожных состояний, но и некоторых расстройств настроения, таких как депрессия и обсессивно-компульсивное расстройство (ОКР).

7: Каковы возможные побочные эффекты бензодиазепинов?

A: Общие побочные эффекты бензодиазепинов могут включать сонливость, головокружение и проблемы с координацией. Длительное применение может привести к толерантности, зависимости и синдрому отмены после прекращения приема.

8: Существуют ли ограничения по применению противотревожных препаратов во время беременности и грудного вскармливания?

A: Важно тщательно взвесить риски и преимущества противотревожных препаратов во время беременности и грудного вскармливания. Некоторые препараты, такие как бензодиазепины, могут представлять риск для развивающегося плода, поэтому следует рассмотреть альтернативные варианты или корректировки.

9: Могут ли противотревожные препараты вызывать привыкание?

A: Бензодиазепины, в частности, способны вызывать зависимость и привыкание, если их не использовать по назначению врача. Важно, чтобы человек следовал рекомендациям своего лечащего врача относительно дозировки и продолжительности приема.

10: Как определяется выбор противотревожного препарата для конкретного человека?

A: Выбор противотревожного препарата зависит от различных факторов, включая конкретное тревожное расстройство, тяжесть симптомов, индивидуальную реакцию на лекарства и наличие сопутствующих заболеваний. Медицинский работник проведет тщательную оценку, чтобы определить наиболее подходящий план лечения.

РАЗДЕЛ IV

1. Сердечные гликозиды и лекарственные препараты
2. Антиаритмические препараты
3. Антиангинальные и другие противоишемические средства
4. Антигипертензивный препарат

СЕРДЕЧНЫЕ ГЛИКОЗИДЫ И ЛЕКАРСТВА

1: Что такое сердечные гликозиды?

А: Сердечные гликозиды - это группа соединений, содержащихся в некоторых растениях, одним из наиболее известных примеров которых является дигиталис (из растения наперстянка). Эти соединения оказывают специфическое воздействие на сердце и используются в медицине для лечения сердечных заболеваний.

2: Как действуют сердечные гликозиды?

А: Сердечные гликозиды, такие как дигоксин и дигитоксин, действуют главным образом путем ингибирования натрий-калиевого насоса в клетках сердечной мышцы. Это ингибирование повышает внутриклеточную концентрацию кальция, что приводит к усилению сократимости сердца (силы сокращений сердечной мышцы).

3: Для лечения каких заболеваний используются сердечные гликозиды?

А: Сердечные гликозиды обычно используются для лечения сердечной недостаточности и некоторых аритмий (нерегулярного сердцебиения). Они помогают повысить эффективность насосной функции сердца и могут быть полезны при лечении симптомов, связанных с сердечными заболеваниями.

4: В чем разница между дигоксином и дигитоксином?

А: Дигоксин и дигитоксин - это сердечные гликозиды, но они отличаются по источникам и химической структуре. Дигоксин получают из листьев растения наперстянка (Digitalis purpurea), а дигитоксин содержится в листьях различных видов Digitalis. Оба препарата оказывают схожее воздействие на сердце.

5: Каков терапевтический диапазон для дигоксина?

A: Терапевтический диапазон дигоксина относительно узок, и поддержание нужной концентрации в крови имеет решающее значение для его эффективности и безопасности. Мониторинг уровня дигоксина в сыворотке крови - обычное дело, чтобы гарантировать, что пациенты получают соответствующую дозировку.

6: Каковы возможные побочные эффекты сердечных гликозидов?

A: Обычные побочные эффекты сердечных гликозидов включают тошноту, рвоту, потерю аппетита и нарушения зрения. Токсичность может привести к более серьезным последствиям, таким как аритмия, спутанность сознания и, в крайних случаях, опасные для жизни события. Для предотвращения токсичности необходимы мониторинг и корректировка дозы.

7: Как медицинские работники контролируют состояние пациентов, принимающих сердечные гликозиды?

A: Мониторинг пациентов, получающих терапию сердечными гликозидами, включает регулярную оценку частоты сердечных сокращений, ритма, артериального давления и уровня дигоксина в сыворотке крови. Также контролируется уровень электролитов, особенно калия, поскольку дисбаланс может повлиять на реакцию на эти препараты.

8: Могут ли сердечные гликозиды взаимодействовать с другими лекарствами?

A: Да, сердечные гликозиды могут взаимодействовать с другими лекарствами, потенциально влияя на их всасывание, распределение, метаболизм или выведение.

Лекарства, изменяющие уровень калия или конкурирующие за одни и те же транспортные механизмы, могут влиять на действие сердечных гликозидов.

9: Существуют ли противопоказания к применению сердечных гликозидов?

A: Противопоказаниями к применению сердечных гликозидов являются некоторые заболевания сердца, такие как блокада сердца или фибрилляция желудочков.

Лицам с повышенной чувствительностью к этим препаратам также следует избегать их применения.

10: Можно ли применять сердечные гликозиды у детей?

A: Применение сердечных гликозидов у педиатрических пациентов обычно тщательно обдумывается, а дозировки корректируются в зависимости от веса и возраста ребенка. Очень важен мониторинг потенциальных побочных эффектов и поддержание соответствующих терапевтических уровней.

АНТИАРИТМИЧЕСКИЕ ПРЕПАРАТЫ

1. **Назовите антиаритмические препараты**

А. Класс I. Блокаторы натриевых каналов

A. Удлинение реполяризации - хинидин, прокаинамид, дизопирамид, морицизин

B. Укорачивают реполяризацию - лигнокаин, мексилетин, фенитоин

C. Незначительное влияние на реполяризацию - энкаинид, флекаинид, пропафенон

Класс II. P-адренергические блокаторы (снижают симпатический тонус) - пропранолол, ацебутолол, эсмолол и др.

Класс III. Блокаторы K+ каналов (удлиняют реполяризацию) - амиодарон, бретилий, соталол, дофетилид, ибутилид

Класс IV. Блокаторы Ca++ каналов (удлиняют проводимость и рефрактерность, особенно в SA и AV узлах) - Верапамил, дилтиазем

2: Какие основные типы аритмий лечат антиаритмические препараты?

A: Антиаритмические препараты используются для лечения различных аритмий, включая фибрилляцию предсердий, трепетание предсердий, желудочковую тахикардию и фибрилляцию желудочков. Эти состояния связаны с нарушениями нормальной электрической активности сердца.

3: : Как действуют антиаритмические препараты?

A: Антиаритмические препараты воздействуют на электрические свойства сердечных клеток. Они могут воздействовать на ионные каналы, изменять длительность потенциала действия или рефрактерный период, чтобы восстановить более регулярный сердечный ритм.

4: Что такое антиаритмические препараты класса I?

A: Антиаритмические препараты класса I действуют главным образом путем блокирования натриевых каналов в сердце. Они подразделяются на подклассы (Ia, Ib и Ic) в зависимости от их специфического влияния на продолжительность и кинетику потенциала действия.

5: Можете ли вы привести примеры антиаритмических препаратов класса I?

A: Примерами антиаритмических препаратов класса Ia являются хинидин и прокаинамид. К классу Ib относятся такие препараты, как лидокаин и мексилетин. К препаратам класса Ic относятся флекаинид и пропафенон.

6: Что такое антиаритмические препараты класса II?

A: Антиаритмические препараты II класса - это бета-блокаторы. Они блокируют действие адреналина (эпинефрина) на сердце, тем самым снижая частоту и силу сокращений.

7: Что такое антиаритмические препараты III класса?

Антиаритмические препараты класса III воздействуют в первую очередь на калиевые каналы, задерживая реполяризацию и увеличивая длительность потенциала действия. Примерами являются амиодарон, соталол и дофетилид.

8: Как действуют антиаритмические препараты IV класса?

A: Антиаритмические препараты IV класса - это блокаторы кальциевых каналов. Они подавляют движение ионов кальция в клетки сердца, замедляя сердечный ритм и уменьшая силу сокращений.

9: Могут ли антиаритмические препараты оказывать проаритмическое действие?

А: Да, антиаритмические препараты способны вызывать проаритмию, что означает, что они могут привести к развитию новых или усугублению существующих аритмий. Этот риск подчеркивает важность тщательного мониторинга и индивидуальных планов лечения.

10: Используются ли антиаритмические препараты в экстренных ситуациях? О9: В некоторых экстренных ситуациях, например при угрожающих жизни желудочковых аритмиях, может быть рассмотрен вопрос о внутривенном введении антиаритмических препаратов.

Однако их использование в экстренных ситуациях часто определяется конкретной аритмией и клинической ситуацией.

11: Какие факторы влияют на выбор антиаритмического препарата для конкретного пациента?

А: На выбор антиаритмического препарата влияют такие факторы, как тип аритмии, основное заболевание сердца, общее состояние здоровья пациента и наличие других лекарств. Очень важны индивидуальный план лечения и тщательный контроль.

АНТИГИПЕРТЕНЗИВНЫЕ ПРЕПАРАТЫ

1: Что такое гипертония и почему важно ее контролировать?

А: Гипертония, или высокое кровяное давление, - это состояние, при котором сила давления крови на стенки артерий постоянно слишком высока. Если гипертонию не лечить, она может привести к серьезным осложнениям, включая болезни сердца, инсульт и повреждение почек.

2: Каковы основные классы антигипертензивных препаратов?

А: Существует несколько классов антигипертензивных препаратов, в том числе:

- Ингибиторы ангиотензин-превращающего фермента (АПФ)
- Блокаторы рецепторов ангиотензина II (ARBs)
- Блокаторы кальциевых каналов
- Диуретики
- Бета-блокаторы
- Альфа-блокаторы
- Центральные агонисты
- Прямые ингибиторы ренина

3: Как действуют ингибиторы АПФ?

А: Ингибиторы АПФ блокируют превращение ангиотензина I в ангиотензин II, гормон, который сужает кровеносные сосуды и повышает артериальное давление. Подавляя этот процесс, ингибиторы АПФ снижают артериальное давление.

4: Какова роль АРБ в лечении гипертонии?

А: АРБ блокируют действие ангиотензина II, связываясь с его рецепторами, что приводит к вазодилатации (расслаблению кровеносных сосудов) и снижению артериального давления.

5: Как блокаторы кальциевых каналов снижают артериальное давление?

А: Блокаторы кальциевых каналов препятствуют проникновению кальция в мышечные клетки сердца и кровеносных сосудов. Расслабление кровеносных сосудов и снижение нагрузки на сердце приводят к снижению артериального давления.

6: Какова роль диуретиков в лечении гипертонии?

А: Диуретики увеличивают выведение натрия и воды почками, уменьшая объем крови и тем самым снижая артериальное давление.

7: Как действуют бета-блокаторы при лечении гипертонии?

А: Бета-блокаторы снижают частоту и силу сердечных сокращений, что приводит к уменьшению сердечного выброса и снижению артериального давления. Они также блокируют действие адреналина.

8: Каков механизм действия альфа-блокаторов при лечении гипертонии?

А: Альфа-блокаторы расслабляют гладкую мускулатуру кровеносных сосудов, позволяя крови течь легче и снижая кровяное давление.

9: Что такое центральные агонисты и как они действуют при гипертонии?

А: Центральные агонисты воздействуют на центральную нервную систему, уменьшая количество нервных сигналов, вызывающих сужение кровеносных сосудов, что приводит к снижению артериального давления.

10: Что такое прямые ингибиторы ренина и как они снижают артериальное давление?

А: Прямые ингибиторы ренина блокируют действие ренина, фермента, участвующего в регуляции артериального давления. Ингибируя ренин, эти препараты снижают выработку ангиотензина II.

11: Важны ли изменения в образе жизни при лечении гипертонии?

А: Да, изменения образа жизни, такие как здоровое питание, регулярные физические упражнения, контроль веса и снижение потребления натрия, являются важнейшими компонентами лечения гипертонии. Лекарства часто назначаются в сочетании с изменением образа жизни.

12: Могут ли антигипертензивные препараты иметь побочные эффекты?

А: Да, у антигипертензивных препаратов могут быть побочные эффекты, и они зависят от конкретного класса лекарств. Обычные побочные эффекты могут включать головокружение, усталость и нарушение баланса электролитов. Важно, чтобы люди знали о возможных побочных эффектах и сообщали о любых проблемах своему лечащему врачу.

13: Как часто следует контролировать артериальное давление во время антигипертензивной терапии?

А: В рамках лечения гипертонии необходимо регулярно контролировать артериальное давление. Частота мониторинга зависит от степени тяжести гипертонии и стабильности контроля артериального давления.

РАЗДЕЛ V

ХИМОТЕРАПИЯ

РАЗДЕЛ V

ХИМОТЕРАПИЯ

1. Название сульфаниламиды

A. 1. Сульфизоксазол короткого действия, сульфадиазин

2. Сульфаметоксазол среднего действия

3. Сульфаметоксипиридазин длительного действия, сульфадоксин

4. Плохо всасывается сульфасалазин

5. Местное применение Сульфацетамид, мефенид Сульфадиазин серебра

2 Что такое котримоксазол

A. Комбинация триметоприма и сульфаметоксазола - это котримоксазол. Триметоприм эффективен против нескольких грамположительных и грамотрицательных организмов. Но при использовании в качестве единственного препарата быстро развивается резистентность.

3 Применение налдиксовой кислоты

A. Налидиксовая кислота применяется при неосложненных ИМП и диарее, вызванной E.coli, Shigella и Proteus (ГРАМОНЕГ 0,5-1 г 3-4 раза в день). Оксалиновая кислота и циноксацин по своим свойствам и применению схожи с налидиксовой кислотой.

4. Название флурохинолоны

A. К фторхи-нолонам (FQ) относятся норфлоксацин, ципрофлоксацин, пефлоксацин, офлоксацин, ломефлоксацин и спарфлоксацин - в настоящее время к ним добавляются многие другие. К новым препаратам относятся тровафлоксацин, гатифлоксацин, моксифлоксацин и клинафлоксацин.

5 .**Название бета-лактамные антибиотики**

A. . Природный пенициллин G

B. Полусинтетические

1. Кислотоустойчивый пенициллин V

2. Устойчивость к пенициллиназе - метициллин, оксациллин, клоксациллин, нафциллин

3. Аминопенициллины - Ампициллин, Бакампициллин, Амоксициллин

4. Противопсевдомонадные пенициллины

- Карбоксипенициллины - карбенициллин, тикарциллин
- Уреидопенициллины - азлоциллин, мезлоциллин, пиперациллин

6 .**Применение бета-лактамных антибиотиков**

A. сифилис

Менингококковые инфекции

Стафилококковые инфекции

Актиномикоз

Газовая гангрена

7 .**Название цефалоспорины**

A. Цефалотин первого поколения

Цефалексин Цефазолин

Цефадроксил

Цефамандол второго поколения

Цефаклор

Цефуроксим

Цефуроксим

Цефотета

Третье поколение

Цефотаксим

Цефиксим

Цефтриоксон

Цефподоксим

Цефоперазон проксетил

Цефтизоксим

Цефдинир

Цефтазидим

Цефтибутен

Четвертое поколение

Цефепим

Цефпиром

8 .Название тетрациклины

А. Тетрациклины

Полусинтетические производные

Хлортетрациклин

Демеклоциклин

Тетрациклин

Метациклин

Окситетрациклин

Доксициклин

Миноциклин

9. **Применение тетрациклина**

A. Тетрациклины являются препаратами выбора при

1. Риккетсиозные инфекции Все риккетсиозные инфекции реагируют на тетрациклины.

2. Хламидийные инфекции: - лимфогранулема венерическая - тетрациклины назначаются в течение 2 недель - трахома - необходимы как местные, так и пероральные тетрациклины - инклюзивный конъюнктивит.

3. Атипичная пневмония, вызванная Mycoplasma pneumoniae

4. Холера Тетрациклины сокращают продолжительность болезни и имеют вспомогательное значение.

5. Бруцеллез Доксициклин 200 мг + Рифампицин 600 мг ежедневно в течение 6 недель - лечение выбора

10. **Применение макролидов**

A. 1. Ородентальные инфекции Эритромицин довольно часто используется для профилактики и лечения ородентальных инфекций, включая постэкстракционные инфекции, периапикальные абсцессы и другие инфицированные поражения пародонта. Он также является предпочтительным антибиотиком для пациентов с аллергией на пенициллины.

2. Атипичная пневмония может быть вызвана такими возбудителями, как Mycoplasma, Chlamydia и Legionella. Атипичная пневмония, вызванная Mycoplasma pneumoniae, - препаратом выбора является эритромицин - 500 мг 6 раз в час перорально или внутривенно.

3. Пневмония легионеров - лечится эритромицином в течение 10-14 дней. Предпочтительнее вводить эритромицин внутривенно. В настоящее время препаратом выбора считается азитромицин.

11 Назовите препараты, применяемые при туберкулезе

A. - Препараты первой линии Изониазид, рифампицин, пиразинамид, этамбутол, стрептомицин.

- Препараты второго ряда Этионамид, тиацетазон, пара-аминосалициловая кислота (ПАС), амикацин, ципрофлоксацин, капреомицин, циклосерин, рифабутин, канамицин.

\ На основании противотуберкулезной активности препараты можно разделить на следующие группы: - Туберкулоцидные средства - исониазид, рифампицин, стрептомицин, пиразинамид, капреомицин,

канамицин, ципрофлоксацин. - Туберкулостатические средства - этамбутол, этионамид, тиацетазон, циклосерин

12 .Название препаратов, используемых при проказе

A. - Сульфоны: Дапсон - Рифампицин - Клофазимин - Этионамид и Протионамид

13 .Название Противогрибковые препараты

A. 1. Полиеновые антибиотики - амфотерицин B, нистатин, гамицин, натамицин

Другие - Гризеофульвин

2. Антиметаболиты Флуцитозин (5-FC)

3. Азолы Имидазолы Клотримазол, эконазол, миконазол, кетоконазол, бутаконазол, оксиконазол, сульконазол, изоконазол. Триазолы Флуконазол, итраконазол, терконазол.

4. Разное Тербинафин, пневмокандины

14. **Name Средства против вируса герпеса**

А. Ацикловир, ганцикловир, фамцикловир, пенцикловир, валацикловир, идоксуридин, трифлуридин, видарабин, фоскарнет, фомивирсен, цидофовир

15. **Название противовирусных средств против вируса гриппа**

А. Амантадин, римантадин, осельтамивир, занамивир.

16. **Название антиретровирусные средства**

А. Антиретровирусные средства

- Нуклеозидные ингибиторы обратной транскриптазы (NRTI) Зидовудин, диданозин, ставудин, зальцитабин, ламивудин, абакавир
- Ингибиторы обратной транскриптазы (NNRTI) Невирапин, эфавиренз, делавирдин
- Ингибиторы протеазы (ИП) Саквинавир, индинавир, ритонавир, нелфинавир, ампренавир, лопинавир
- Нуклеотидные ингибиторы обратной транскриптазы. (NTRTI), тенофовир

17. **Противомалярийные препараты**

А. 4-аминохинолины Хлорохин, амодиахин 8 - аминохинолины Примахин, булаквин Хинолиновые метанолы Хинин, хинидин, мефлохин Акридин Мепакрин Фолатные антагонисты Прогуанил, сульфадоксин, пириметамин Фенантрен Метанол Галофантрин, атоваквин Сесквитерпиновые лактоны Артесунат, артеметер, артеэфир

18. **Антиамебные препараты**

А. 1. Препараты, эффективные как при кишечном, так и при внекишечном амебиазе Метронидазол, Тинидазол, Секнидазол, Орнидазол, Сатранидазол, Эметин Дегидроэметин.

2. Препараты, эффективные только при кишечном амебиазе (люминальные амебициды) Дилоксанида фуроат, Хиниодохлор, Йодохинол, Тетрациклины.

3. Препараты, эффективные только при внекишечном амебиазе Хлорохин

19. Применение метронидиазола

А. 1. Анаэробные инфекции

2. Амебиаз - Метронидазол является препаратом выбора при всех формах амебиаза в дозе 400-800 мг ТДС в течение 7-10 дней. Однако он не уничтожает цисты.

3. Трихомонадный вагинит - препаратом выбора является метронидазол 200 мг TDS в течение 7 дней.

4. Лечение лямблиоза - метронидазол в дозе 200 мг в сутки в течение 7 дней.

5. Инфекцию H. pylori у пациентов с язвенной болезнью можно лечить комбинацией метронидазола, кларитромицина и омепразола/ранитидина.

6. Псевдомембранозный колит, вызванный Clostridium difficile, - реакция на метронидазол.

7. Дракункулез Метронидазол облегчает извлечение морского червя

20. Наименование Антигельминтные препараты

А. Мебендазол

Альбендазол

РАЗДЕЛ VI

ПРЕПАРАТЫ, ПРИМЕНЯЕМЫЕ В ЖЕЛУДОЧНО-КИШЕЧНОМ ТРАКТЕ

РАЗДЕЛ VI

ПРЕПАРАТЫ, ПРИМЕНЯЕМЫЕ В ЖЕЛУДОЧНО-КИШЕЧНОМ ТРАКТЕ

1: Каково назначение антацидов в лечении желудочно-кишечного тракта?

A: Антациды используются для нейтрализации желудочной кислоты, облегчая такие симптомы, как несварение желудка, изжога и кислотный рефлюкс.

2: Как ингибиторы протонной помпы (ИПП) действуют на желудочно-кишечный тракт?

A: ИПП снижают выработку желудочной кислоты, ингибируя протонную помпу в слизистой оболочке желудка. Они обычно используются для лечения таких заболеваний, как ГЭРБ, пептические язвы и синдром Золлингера-Эллисона.

3: Какую роль играют H2-блокаторы в здоровье желудочно-кишечного тракта?

A: H2-блокаторы, или антагонисты гистамин-2-рецепторов, снижают выработку кислоты в желудке. Они используются для лечения таких заболеваний, как ГЭРБ, пептические язвы и эзофагит.

4: Как прокинетические средства помогают при желудочно-кишечных расстройствах?

A: Прокинетические средства усиливают движение желудочно-кишечного тракта, помогая при таких заболеваниях, как гастропарез и рефлюкс, способствуя скоординированным сокращениям.

5: Каково назначение слабительных средств в гастроинтестинальной медицине?

A: Слабительные средства используются для облегчения запоров, способствуя опорожнению кишечника. Они могут действовать через различные механизмы, такие как увеличение объема, стимуляция сокращений или размягчение стула.

6: Как противорвотные препараты влияют на лечение желудочно-кишечного тракта?

A: Противорвотные средства используются для предотвращения или облегчения тошноты и рвоты, что делает их ценными в лечении таких состояний, как тошнота, вызванная химиотерапией, и укачивание.

7: Какова роль желудочно-кишечных протекторов, таких как сукральфат?

A: Желудочно-кишечные протекторы, такие как сукральфат, образуют защитный барьер на слизистой оболочке желудка, помогая лечить и предотвращать язвы.

8: Как добавки с ферментами поджелудочной железы помогают пищеварению?

A: Добавки с ферментами поджелудочной железы содержат пищеварительные ферменты, которые помогают переваривать жиры, белки и углеводы. Они применяются у людей с недостаточностью поджелудочной железы.

9: Для лечения каких заболеваний желудочно-кишечного тракта используются секвестранты желчных кислот?

A: Секвестранты желчных кислот используются для снижения уровня холестерина, а также могут быть полезны при лечении некоторых видов диареи.

10: С какой целью применяются такие средства защиты слизистой желудка, как мизопростол?

A: Препараты для защиты слизистой желудка, такие как мизопростол, помогают защитить слизистую желудка и используются при лечении пептических язв, особенно тех, которые вызываются НПВС.

11: Как действуют противодиарейные средства, такие как лоперамид, при заболеваниях желудочно-кишечного тракта?

A: Противодиарейные средства, такие как лоперамид, уменьшают объем кишечника и помогают справиться с диареей, замедляя движение кишечника.

12: Могут ли желудочно-кишечные препараты вызывать побочные эффекты?

A: Да, желудочно-кишечные препараты могут иметь побочные эффекты в зависимости от конкретного лекарства. Обычные побочные эффекты могут включать тошноту, диарею, запор, а в некоторых случаях - более серьезные побочные эффекты.

13 Антациды

A.

- **Назначение:** Антациды нейтрализуют кислоту желудка и обычно используются для облегчения симптомов несварения желудка, изжоги и кислотного рефлюкса.
- **- Примеры:** Tums, Rolaids, Maalox.

14 .ингибиторы протонной помпы (ИПП)

A.

- **Назначение:** ИПП снижают выработку желудочной кислоты и используются для лечения таких заболеваний, как гастроэзофагеальная рефлюксная болезнь (ГЭРБ), пептические язвы и синдром Золлингера-Эллисона.
- **Примеры:** Омепразол (Prilosec), эзомепразол (Nexium), лансопразол (Prevacid).

15 . **H2-блокаторы (антагонисты рецепторов гистамина-2):**

A.

- **Назначение:** H2-блокаторы снижают выработку желудочной кислоты и используются для лечения таких заболеваний, как ГЭРБ, пептические язвы и некоторые проблемы с пищеводом.
- **Примеры:** Ранитидин (Zantac), фамотидин (Pepcid), циметидин (Tagamet).

16 **Прокинетические средства**

A.

- **Назначение:** Прокинетические средства помогают улучшить движение желудочно-кишечного тракта и могут использоваться для лечения таких заболеваний, как гастропарез и кислотный рефлюкс.
- **Примеры:** Метоклопрамид (Реглан), домперидон.

17 **Слабительные средства:**

A.

- **Назначение:** Слабительные средства способствуют опорожнению кишечника и используются для облегчения запоров.
- **Примеры:** Слабительные с объемным эффектом (псиллиум), стимулирующие слабительные (бисакодил), осмотические слабительные (полиэтиленгликоль).

18 **Противодиарейные средства:**

A.

- **Назначение:** Противодиарейные препараты помогают справиться с диареей.
- **Примеры:** Лоперамид (Имодиум), субсалицилат висмута (Пепто-Бисмол).

19. Противорвотные средства

A.
- **Назначение:** Противорвотные средства используются для предотвращения или лечения тошноты и рвоты.
- **Примеры:** Ондансетрон (Зофран), прохлорперазин (Компазин), метоклопрамид.

20 .GI Протекторы

A.
- **Назначение:** Протекторы ЖКТ помогают защитить слизистую оболочку желудка и кишечника.
- **Примеры:** Сукральфат (Карафат).

21 Защитные средства для слизистой оболочки желудка

A.
- **Назначение:** Эти препараты защищают слизистую оболочку желудка и используются для лечения пептических язв.
- **Примеры:** Мизопростол.

22 Добавки с ферментами поджелудочной железы

A.
- **Назначение:** Эти добавки помогают пищеварению, обеспечивая ферментами людей с недостаточностью поджелудочной железы.
- **Примеры:** Панкрелипаза.

23. Секвестранты желчных кислот

A.
- **Назначение:** Секвестранты желчных кислот используются для лечения некоторых видов диареи, а также могут помочь снизить уровень холестерина.
- **Примеры:** Холестирамин, колесевелам.

РАЗДЕЛ VII

ПРЕПАРАТЫ, ПРИМЕНЯЕМЫЕ В ДЫХАТЕЛЬНЫХ ПУТЯХ

РАЗДЕЛ VII

ПРЕПАРАТЫ, ПРИМЕНЯЕМЫЕ В ДЫХАТЕЛЬНОЙ СИСТЕМЕ

1: Что такое бронхиальная астма?

A: Бронхиальная астма - это хроническое воспалительное заболевание дыхательных путей, характеризующееся периодическими приступами свистящего дыхания, одышки, стеснения в груди и кашля. Это одна из форм обструктивного заболевания легких.

2: Что вызывает бронхиальную астму?

A: Точная причина астмы до конца не выяснена, но считается, что она связана с сочетанием генетических и экологических факторов. К провоцирующим факторам могут относиться аллергены, респираторные инфекции, загрязнение воздуха и воздействие раздражающих факторов.

3: Каковы общие симптомы бронхиальной астмы?

О: Общие симптомы включают хрипы (свистящий звук при дыхании), одышку, сдавленность в груди и кашель, особенно ночью или рано утром.

4: Как диагностируется бронхиальная астма?

A: Диагностика включает в себя тщательную историю болезни, физический осмотр и проверку функции легких, например, спирометрию. Другие тесты могут включать аллергопробы и визуализационные исследования.

5: Какова роль бронхолитиков в лечении астмы?

A: Бронхолитики - это лекарства, которые расслабляют мышцы вокруг дыхательных путей, облегчая дыхание. Они часто используются в качестве спасательных средств во время острых приступов астмы и в качестве поддерживающей терапии для устранения симптомов.

6: Что такое ингаляционные кортикостероиды и как они работают при лечении астмы?

A: Ингаляционные кортикостероиды - это противовоспалительные препараты, которые уменьшают воспаление дыхательных путей. Они являются основным средством долгосрочного лечения астмы и помогают предотвратить появление симптомов астмы.

7: Может ли астма быть спровоцирована аллергией?

A: Да, аллергические реакции на содержащиеся в воздухе вещества, такие как пыльца, плесень, перхоть домашних животных и пылевые клещи, могут вызывать симптомы астмы у людей с аллергической астмой.

8: Что такое план действий при астме и почему он важен? A

: План действий при астме - это индивидуальный документ, созданный совместно с медицинским работником, в котором описаны способы лечения симптомов астмы, включая лекарства, триггеры, которых следует избегать, и шаги, которые следует предпринять при ухудшении симптомов или приступе астмы.

9: Как контроль окружающей среды способствует лечению астмы?

A: Контроль окружающей среды включает в себя выявление и минимизацию воздействия триггеров астмы, таких как аллергены, табачный дым и загрязнители воздуха, чтобы уменьшить частоту и тяжесть симптомов астмы.

10: Могут ли физические упражнения вызвать симптомы астмы?

Ответ: Бронхоконстрикция, вызванная физической нагрузкой (БКН), часто встречается у людей с астмой. Однако при правильном лечении и использовании предтренировочных бронходилататоров многие люди с астмой могут регулярно заниматься физической активностью.

11: Каково значение измерения пикового потока в лечении астмы?

A: Измерение пикового потока оценивает, насколько хорошо воздух выходит из легких, и может помочь людям следить за своей астмой и выявлять изменения в функции легких, что позволяет своевременно принять меры.

12: Существует ли лекарство от бронхиальной астмы?

A.: Хотя от астмы нет лекарства, ее можно эффективно лечить с помощью лекарств и изменения образа жизни. Многие люди с астмой ведут нормальную, активную жизнь при правильном лечении.

13: Насколько важно регулярное наблюдение у врача для пациентов с астмой?

A: Регулярное наблюдение у врача имеет решающее значение для лечения астмы. Это позволяет корректировать планы лечения, следить за симптомами и решать любые проблемы для обеспечения оптимального контроля над состоянием.

ПРЕПАРАТЫ, ПРИМЕНЯЕМЫЕ ПРИ КАШЛЕ

1. **Название препаратов, используемых при кашле**

А. 1. Центральные средства подавления кашля Кодеин, фолкодеин, носкапин, декстрометорфан, антигистаминные препараты, бензонатат.

2. Фарингосептики Лозенги, капли от кашля, примочки

3. Отхаркивающие средства Калия йодид, гуайфенезин, аммония хлорид,

РАЗДЕЛ VIII

КРОВЬ

А. ИНСУЛИН И ПЕРОРАЛЬНЫЕ ГИПОГЛИКЕМИЧЕСКИЕ ПРЕПАРАТЫ

В. НЕСТЕРОИДНЫЕ ПРОТИВОВОСПАЛИТЕЛЬНЫЕ ПРЕПАРАТЫ

РАЗДЕЛ VIII

КРОВЬ

1. Определите гематинику

A. Гематические препараты - это соединения, необходимые для образования крови и применяемые при лечении анемий. К гематическим препаратам относятся железо, витамин B12 и фолиевая кислота.

2. Название Пероральные препараты железа

A. 1. Сульфат железа-200 мг табл. 2. Фумарат железа-200 мг табл. 3. Глюконат железа-300 мг табл. 4. Сукцинат железа-100 мг 5. Железо-кальциевый комплекс - 5% железа 6. Цитрат железа аммония-45 мг.

3. Название антикоагулянты

A. 1. Антикоагулянты, используемые in vivo A.

Быстродействующие - Гепарин

- Гепарины с низкой мол. массой

- Гепариноиды - - Гепаран сульфат - Декстран сульфат - Данапароид - Лепирудин B. Медленно действующие (пероральные антикоагулянты)

- Производные кумарина: - Бигидроксикумарин - Варфарин натрия - Никумалон

- Производные индандиона: - Фениндион - Дифенадион

4 Неблагоприятные эффекты антикоагулянтов

A. Тромбоцитопения

Алопеция

Остеопороз

Гипоальдостеронизм

5 .**Применение антикоагулянтов**

A. Венозный тромбоз

Тромбоэмболия легочной артерии

Ревматическое заболевание клапанов

6 .**Название тромболитики**

A.стрептокиназа

Урокиназа

Аниестраплаза

Ретеплаза

7 .**Название антифибрнолитики**

A.эпсилон аминокапроновая кислота

   Транссексуальная кислота

8 .**Наименование антитромбоцитарных препаратов**

A. 1. Ингибиторы синтеза ПГ - Аспирин

2. Ингибитор фосфодиэстеразы - дипиридамол

3. Антагонисты АДФ - тиклопидин, клопидогрель

4. Антагонисты гликопротеиновых IIb/IIIа рецепторов - Абциксимаб Эптифибатид Тирофибан

5. Другие - PGI2

9 .**Название коагулянты**

A. Адреналин

Порошок тромбина

Порошок тромбопластина

Фибрин

Желатиновая пена

10 .Назовите некоторые гиполипидемические препараты

А. 1. Ингибиторы ГМГ-КоА редуктазы - Ловастатин Симвастатин Правастатин Аторвастатин

2. Фиброевые кислоты - Гемфиброзил Клофибрат Фенофибрат Безафибрат Ципрофибрат

3. Смолы, связывающие желчные кислоты - Холестирамин Колестипол

4. Антиоксидант - Пробукол

ИНСУЛИНОВЫЕ И ПЕРОРАЛЬНЫЕ ГИПОГЛИКЕМИИ

1: С какой целью назначаются пероральные противодиабетические препараты?

A: Пероральные противодиабетические препараты используются для регулирования уровня глюкозы в крови у людей с диабетом. Они помогают улучшить чувствительность к инсулину, увеличить секрецию инсулина или уменьшить выработку глюкозы печенью.

2: Каковы основные классы пероральных противодиабетических препаратов?

A: Существует несколько классов пероральных противодиабетических препаратов, в том числе:

- Сульфонилмочевина
- Бигуаниды
- Меглитиниды
- Тиазолидиндионы (ТЗД)
- Ингибиторы дипептидилпептидазы-4 (ДПП-4)
- Ингибиторы натрий-глюкозного котранспортера-2 (SGLT2)
- Ингибиторы альфа-глюкозидазы

3: Как действуют сульфонилмочевины при лечении диабета?

A: Сульфонилмочевины стимулируют поджелудочную железу выделять больше инсулина, помогая снизить уровень глюкозы в крови. Они эффективны у людей с диабетом 2-го типа, у которых инсулин еще вырабатывается.

4: Какова роль бигуанидов, таких как метформин, в лечении диабета?

A: Бигуаниды, в частности метформин, снижают выработку глюкозы печенью и повышают чувствительность к инсулину. Они часто являются препаратами первой линии при лечении диабета 2 типа.

5: Чем меглитиниды отличаются от сульфонилмочевины по механизму действия?

:А. Меглитиниды стимулируют секрецию инсулина поджелудочной железой, подобно сульфонилмочевинам. Однако у меглитинидов более быстрое начало и более короткая продолжительность действия.

6: Каков механизм действия тиазолидиндионов (ТЗД) в лечении диабета?

А: Препараты TZD улучшают чувствительность к инсулину в периферических тканях, таких как мышцы и жировые клетки. Они также снижают выработку глюкозы печенью.

7: Как действуют ингибиторы ДПП-4 при лечении диабета?

А: Ингибиторы ДПП-4 усиливают действие инкретиновых гормонов, которые стимулируют выброс инсулина и снижают выработку глюкагона. Это помогает регулировать уровень глюкозы в крови.

8: Какова роль ингибиторов SGLT2 в лечении диабета?

А: Ингибиторы SGLT2 снижают реабсорбцию глюкозы в почках, что приводит к увеличению выведения глюкозы с мочой. Это помогает снизить уровень глюкозы в крови.

9: Как действуют ингибиторы альфа-глюкозидазы при лечении диабета?

А: Ингибиторы альфа-глюкозидазы замедляют переваривание и всасывание углеводов в кишечнике, что приводит к более постепенному повышению уровня глюкозы в крови после приема пищи.

10: Всем ли больным диабетом подходят пероральные противодиабетические препараты?

A: Нет, выбор перорального противодиабетического препарата зависит от таких факторов, как тип диабета, индивидуальная реакция и другие соображения, связанные со здоровьем. Некоторые препараты могут больше подходить определенным людям, чем другим.

11: Могут ли пероральные противодиабетические препараты вызывать побочные эффекты?

A: Да, как и любые другие лекарства, пероральные противодиабетические препараты могут иметь побочные эффекты. Обычные побочные эффекты могут включать желудочно-кишечные симптомы, увеличение веса и гипогликемию (низкий уровень сахара в крови). Важно обсудить возможные побочные эффекты с лечащим врачом.

12: Как контролируется эффективность пероральных противодиабетических препаратов?

A: Мониторинг уровня глюкозы в крови, включая регулярное измерение уровня глюкозы натощак и постпрандиальной глюкозы, используется для оценки эффективности пероральных противодиабетических препаратов. Анализ на уровень гемоглобина A1c обеспечивает более долгосрочную оценку контроля уровня глюкозы в крови.

13: Могут ли изменения в образе жизни дополнить прием пероральных противодиабетических препаратов?

A: Да, изменения в образе жизни, такие как здоровое питание, регулярные физические упражнения, контроль веса и снижение стресса, являются важнейшими компонентами лечения диабета и могут дополнить действие пероральных противодиабетических препаратов.

НЕСТЕРОИДНЫЕ ПРОТИВОВОСПАЛИТЕЛЬНЫЕ ПРЕПАРАТЫ

1: Каков механизм действия НПВС?

А.. НПВС действуют путем ингибирования активности ферментов, называемых циклооксигеназами (ЦОГ-1 и ЦОГ-2), которые участвуют в производстве простагландинов. Простагландины играют роль в воспалении, боли и лихорадке.

2: Для лечения каких заболеваний обычно используются НПВС?

А: НПВС используются для лечения различных заболеваний, в том числе:

- Боль (например, головная боль, боль в мышцах или зубная боль)
- Воспаление (связанное с такими заболеваниями, как артрит)
- Лихорадка

3: Можно ли использовать НПВС при хронических заболеваниях, таких как артрит?

О: Да, НПВС часто назначают при хронических воспалительных заболеваниях, включая остеоартрит, ревматоидный артрит и анкилозирующий спондилит. Они помогают облегчить боль и уменьшить воспаление.

4: Существуют ли различные типы НПВС?

А: Да, НПВС бывают разных типов, включая традиционные НПВС (например, ибупрофен, напроксен) и селективные ингибиторы ЦОГ-2 (например, целекоксиб). Последний предназначен для избирательного ингибирования ЦОГ-2 и снижения риска побочных эффектов со стороны желудочно-кишечного тракта.

5: Каковы общие побочные эффекты НПВС?

A: К распространенным побочным эффектам НПВС можно отнести расстройство желудка, изжогу, тошноту, головокружение и головную боль. Длительное применение или высокие дозы могут увеличить риск желудочно-кишечных кровотечений и язв.

6: Могут ли НПВС вызывать побочные эффекты со стороны сердечно-сосудистой системы?

[i]Да, НПВС, особенно селективные ингибиторы ЦОГ-2, связаны с повышенным риском сердечно-сосудистых событий, таких как инфаркт и инсульт.

Этот риск следует учитывать, особенно людям с уже существующими сердечно-сосудистыми заболеваниями.

7: Существуют ли противопоказания к применению НПВС?

A: НПВС обычно противопоказаны людям с желудочно-кишечными кровотечениями, пептическими язвами, тяжелыми нарушениями функции почек и некоторыми сердечно-сосудистыми заболеваниями. Их следует с осторожностью применять у людей с астмой.

8: Могут ли НПВС взаимодействовать с другими лекарствами?

A: Да, НПВС могут взаимодействовать с различными лекарствами, в том числе с антикоагулянтами, противотромбоцитарными препаратами и некоторыми лекарствами от давления. Важно сообщать медицинским работникам обо всех принимаемых лекарствах, чтобы избежать возможных взаимодействий.

9: Можно ли применять НПВС во время беременности и грудного вскармливания?

A: Как правило, НПВС, особенно в третьем триместре, не применяются во время беременности из-за потенциального риска для развивающегося плода.

Они могут выделяться в грудное молоко, поэтому их применение во время грудного вскармливания следует обсудить с медицинским работником.

10: Существует ли риск повреждения почек, вызванного НПВП?

О: Да, НПВС могут влиять на функцию почек, особенно у людей с уже существующими заболеваниями почек. Длительное применение или использование высоких доз может увеличить риск повреждения почек.

11: Можно ли принимать НПВС вместе с пищей, чтобы уменьшить побочные эффекты со стороны желудочно-кишечного тракта?

А: Да, прием НПВС с пищей или молоком может снизить риск расстройства желудка и других побочных эффектов со стороны желудочно-кишечного тракта.

12: Существуют ли альтернативы НПВС для снятия боли?

А: В зависимости от типа боли и индивидуальных обстоятельств, альтернативой НПВС может быть ацетаминофен (парацетамол), физиотерапия и другие немедикаментозные методы. Всегда консультируйтесь с медицинским работником для получения индивидуальных рекомендаций.

ССЫЛКИ

И. ПАДМАДЖА УДАЙ КУМАР, "ФАРМАКОЛОГИЯ ДЛЯ СТОМАТОЛОГИИ И СМЕЖНЫХ МЕДИЦИНСКИХ НАУК", ИЗДАТЕЛЬСТВО JAYPEE BROTHERS MEDICAL PUBLISHERS LTD, НЬЮ-ДЕЛИ, 2002, ISBN № 9789386056856

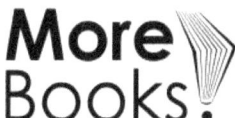

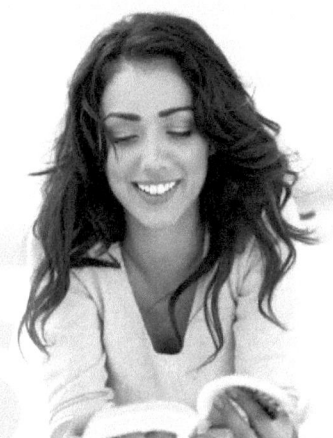

I want morebooks!

Buy your books fast and straightforward online - at one of world's fastest growing online book stores! Environmentally sound due to Print-on-Demand technologies.

Buy your books online at
www.morebooks.shop

Покупайте Ваши книги быстро и без посредников он-лайн – в одном из самых быстрорастущих книжных он-лайн магазинов! окружающей среде благодаря технологии Печати-на-Заказ.

Покупайте Ваши книги на
www.morebooks.shop

info@omniscriptum.com
www.omniscriptum.com

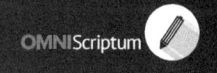

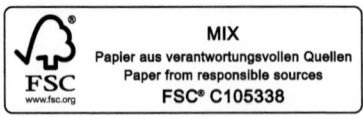

Printed by Books on Demand GmbH, Norderstedt / Germany